100세까지
바르게 서고 싶다면
항중력근을 키워라

KB097020

꼬부랑 노년을 막아주는
장수 근육의 모든 것

100세까지 바르게 서고 싶다면 항중력근을 키워라

김학선 · 김기송 지음

Booksgo

건강하고 행복한 삶을 위해
항중력근을 키워라

　　건강 수명이 늘어나면서 건강하고 행복한 삶의 질에 대한 욕구가 높아졌습니다. 특히 건강한 삶을 위해 가장 중요한 허리에 대한 관심은 신문, TV방송, 유튜브, 책 등 다양한 형태의 정보로 제공되고 있습니다. 꼿꼿한 허리, 건강한 척추로 살고 싶은 것은 남녀노소 누구를 막론하고 대한민국 모든 사람의 바람이라고 할 수 있습니다.

　　저도 TV방송에 출연하거나 신문의 칼럼이나 인터뷰를 통해 꼿꼿한 척추와 허리의 중요성을 강조하고 도움이 될 만한 운동을 설명하고 알리고자 노력하였습니다. 그런데 이런 노력에도 진료실에서 마주한 환자나 보호자 분들은 척추 건강을 위하여 어떤 운동을 해야 하는지, 어떻게 운동을 하는지, 어느 근육이 중요한지를 계속 물어 보는 경우가 많았습니다.

여러 매스컴에 나오는 척추 운동에 대한 수많은 정보가 있지만, 정작 척추와 허리에 중요한 영향을 미치는 항중력근에 대한 설명은 거의 전무후무하다 할 만큼 미비하였습니다. 비슷비슷한 정보와 운동 방법을 소개할 뿐 정작 도움이 되는 정보라고 하기에는 부족함이 많아 보였습니다. 이런 점을 늘 안타깝게 생각하던 차에 항중력근에 대해 제대로 소개하고 설명할 수 있는 기회를 만나게 되어 그동안의 고민이 책으로 나오게 되었습니다.

이 책은 네 개의 큰 단락으로 이루어졌습니다.

첫째, 근육에 대하여 설명을 하였습니다. 기본적으로 알아 두면 좋을 근육에 대한 이론적인 설명을 담았습니다.

둘째, 항중력근이 무엇이고, 항중력근이 왜 중요한지를 최대한 쉽게 이해할 수 있도록 설명하였습니다.

셋째, 항중력근에 해당하는 부위와 근육에 맞는 운동 방법을 누구라도 쉽게 따라할 수 있도록 구성하였습니다.

넷째, 실제로 병원에서 경험한 사례와 증상을 설명하고 각 사례와 맞는 합리적이고 쉬운 항중력근 강화 운동 방법을 설명하였습니다.

이 책에서 이야기하는 항중력근을 강화하고 단련하여 남은 삶 동안 꼿꼿한 척추와 허리를 가질 수 있도록 도움이 되길 바랍니다. 또한 덜 아프고, 덜 힘들며, 더 안전하게 척추 건강을 지킬 수 있는 마중물이 된다면 더없이 기쁠 것입니다.

여러분의 꼿꼿하고 건강한 척추를 기원합니다.

연세대학교 의과대학 척추정형외과 교수
연세의료원 강남세브란스병원
척추 전문의 김학선

액티브 시니어가 되려면
항중력근을 키워라

코로나가 우리 삶의 모습과 방식을 많이 바꿔 놓았습니다. 코로나가 스며든 삶을 지내면서 '언택트 시대, 자가 면역 강화를 위한 방법'이라는 말을 자주 듣곤 합니다. 어느새 익숙해져 버린 '언택트'와 '자가 면역 강화.' 특히 자가 면역 강화는 코로나를 지나고 있는 우리에게 가장 필요하고 절실한 것이 아닐까 합니다.

자가 면역 강화를 위해 필요한 것은 무엇일까요? 바로 스스로 운동을 즐기는 것입니다. 특히 자가 면역 강화를 위한 근육의 역할은 이전보다 중요해졌습니다. 우리 몸의 근력은 30대가 최고였다가 매년 1%씩 감소합니다. 그러나 이러한 근육 노화는 운동을 통해 노력하고 관리하면 감소폭을 줄일 수 있습니다. 근육은 '균형 잡힌 식사와 자기 몸에 맞는 운동(스트레칭과 근력 강화), 적절한 휴식'으로 충분히 관리할 수 있습니다. 이러한 관리는 여러분을 '액티브 시니어'가 될 수 있게 만들어 줄 것입니다.

이 책에는 여러 근육 중에서 항중력근에 대해 집중하고 설명하였습니다. 우리 몸이 어떻게 움직이는 지 근육의 특성과 기능에 대해서 잘 살펴보고, 항중력근의 중요성에 대해서 이야기하였습니다. 그뿐만 아니라 자기 수준에 맞는 운동을 꾸준히 즐기며 누구라도 쉽게 따라할 수 있는 운동과 방법, 21년 동안 물리치료사로서 쌓은 임상 경험을 이 책에 모두 담고자 노력하였습니다.

'몸이 안 좋은 상황(병원), 회복이 어느 정도 이뤄진 상황(회사나 가정), 완전히 회복되어 근육을 더 다져야 할 상황(운동 시설)'으로 단계에 맞는 운동을 소개하였습니다. 꼬부랑 노년을 막아주는 장수 근육인 항중력근을 키워 나이가 들어서도 활기차고 건강한 삶을 지속할 수 있는 방법을 제시하고자 하였습니다.

최근 신종바이러스 확산 사태 이후 신체적 활동이 많이 위축되었습니다. 이런 위축된 환경이 근육 건강을 위협하는 요소가 되면 안 됩니다. 이 책의 정보들이 이런 상황을 극복하고 자기 관리를 할 수 있게 도움이 되는 건강 지침서로 활용될 수 있기를 바랍니다.

항중력근을 키우는 운동이 항노화의 답이며, 병病에 대비한 보험이란 점을 다시 한 번 명심하시길 바랍니다.

호서대학교 생명보건대학
물리치료학과 교수
물리치료학 박사 김기송

PART 03

항중력근 운동으로 만든
꼿꼿한 허리, 늘어나는 건강 수명

항중력근 운동 엉덩이 근육(중간볼기근)

항중력근 운동

허벅지와 다리(장단지근/가자미근/장단지빗근)

SPECIAL 사례별 항중력근 운동 처방

PART 01

당신의
근육 나이는
몇 살인가요

ANTI

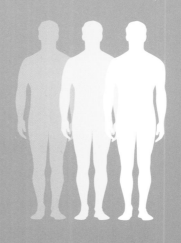

GRAVITY

우리 몸의 근육
바로 아는 것부터
시작이다

　건강한 삶이란 활력이 넘치는 삶이라고 할 수 있다. 활력이 넘치는 사람들은 행복에 대한 강한 욕구로 자신들이 바라는 일들을 마음껏 할 수 있고 성취감 역시 맛보고자 매사 노력한다. 이런 건강과 활력, 행복을 위해서는 가장 먼저 우리 몸을 의지에 맞게 움직이도록 만드는 것이 중요하다.

　우리 몸을 맘껏 움직일 수 있게 만드는 요소를 꼽자면 건강한 정신과 건강한 신체다. 특히 건강한 정신과 몸은 어느 것 하나 먼저다 할 필요 없이 서로를 보완하며 중요하게 손꼽힌다.

요즘은 건강한 삶에 대한 관심이 유독 높다. 아마도 인간 수명이 늘어나며 더 건강한 삶, 더 행복한 삶을 원하기 때문이리라. 건강한 삶을 위한 가장 기반이 되는 것은 건강한 몸이다. 건강한 몸을 위해 먼저 살펴보아야 할 것이 뼈와 근육이다. 언제부터인가 '건강'과 '장수'를 이야기할 때는 뼈와 근육의 중요성에 대해 먼저 이야기를 한다.

중력이 작용하는 환경 속에서 우리 몸을 맘껏 움직이기 위해서는 정상적 뼈대와 건강한 근력이 먼저 준비되어야 한다. 정상적 뼈대는 유전에 의해서도 물려받지만, 출생 후 성장해가면서 반복하는 활동을 통해 근육의 수축과 이완이 일어나고 이로 인해 단단해지고 배열이 된다.

건강한 뼈대뿐만 아니라 중력을 이겨내는 힘을 만드는 근력도 반드시 필요하다. 건강한 뼈대를 갖출 수 있게 하고 활기찬 일상을 만들어주는 근육에 대해 바로 알고 관리하는 것이 건강을 지키는 첫 번째라고 할 수 있다.

우선 근육에 대해 알아보자. 근육을 학문적으로 풀어내면 우리 몸 내부에 수축과 이완을 위한 특수한 단백 구조를 발달시

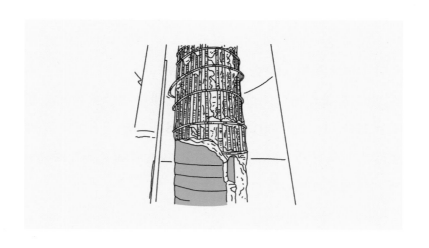

키고 있는 세포로 이루어진 조직이라고 하지만, 쉽게 이해가 안
된다.

그래서 좀 더 쉽게 풀어 설명하자면 우리 몸을 철근 콘크리
트 건물이라고 한다면, 철근은 우리 몸의 뼈고 근육은 콘크리트
라고 할 수 있다. 튼튼한 근육은 좋은 콘크리트를 가진 건물과
같다고 한다.

좋은 콘크리트와 제대로 기초가 다져진 건물이 오래가듯이
좋은 근육을 잘 관리하는 사람이 장수한다. 반대로 부실한 근육
을 가지고 있다면 언제 무너질지 모르는 건물처럼 뼈가 부러지
고 못 걷게 될지도 모를 만큼 위험하다.

근육에는 어떤 것이 있는가

　건물을 짓다보면 사흘 만에 굳는 시멘트, 하루 만에 굳는 시멘트, 물속에서 굳거나 방화防火를 목적으로 하는 시멘트 등 그 역할과 종류가 다양하다. 근육도 마찬가지인데, 근육을 움직이는 기본 운동 단위 단백질이 규칙적으로 배열되어 가로로 무늬가 보이는 가로무늬근과 움직이는 기본 운동 단위가 적어서 무늬가 안 보이는 민무늬근으로 나뉜다. 또한 심장을 뛰게 만드는 심장근이 있다.

가로무늬근

가로무늬근은 빨리 굳어서 바로 사용해야 하는 속성 시멘트와 같이 우리 몸을 빨리 움직이게 해준다. 손, 발, 가슴 등에서 뼈와 뼈 사이를 연결하여 우리 몸을 움직이게 하는 골격근이다. 골격근은 대략 640개이며 좌우 대칭의 양측성으로 320쌍이라 할 수 있다. 골격근은 중추신경계와 말초신경계로 연결되며 우리가 생각하는 대로 사용되어지고 힘이 조절된다. 가로무늬근은 빨리 움직일 수 있다는 장점에 비해 쉽게 지치고 피로해진다는 단점이 있다.

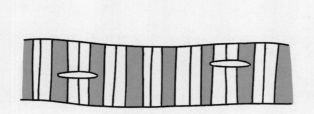

뼈대 근육
기본 운동 단위 단백질(액틴과 마오신)이 규칙적으로
배열되어 가로 무늬로 보인다. 손, 발 등의 근육에서
주로 보이며 가로 무늬가 많아 빨리 움직일 수 있다.

가로무늬근

　심장근은 심장을 이루는 근육으로 수축력과 지구력이 최고라 할 수 있다. 자기주먹 정도의 크기인 심장이 펌프질을 통해 머리끝과 발끝까지 혈액을 순환시키고, 단 한 번의 휴식 없이 펌프질을 한다. 빨대로 1초 당 우유를 7밀리리터씩 삼켜야 살 수 있다 생각해보면 심장이 평생 부담하는 일의 양을 짐작할 수 있을 것이다. 이러한 심장 근육은 우리가 사는 동안 단 일분도 쉴 수 없으면서 빨리 움직이는 특수 근육 중의 특수 근육이라 하겠다.

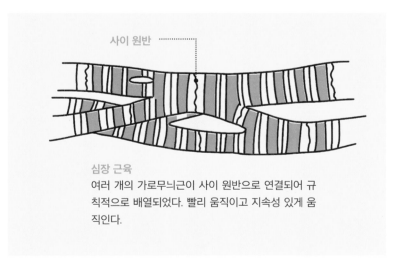

사이 원반

심장 근육
여러 개의 가로무늬근이 사이 원반으로 연결되어 규칙적으로 배열되었다. 빨리 움직이고 지속성 있게 움직인다.

가로무늬근―심장근

민무늬근

민무늬근은 움직이는 단위가 없는 내장 근육과 혈관 근육이다. 근수축을 통해 원형튜브 모양의 내장이나 혈관의 직경이 감소되었다 증가되는 연동운동이 일어난다. 이런 원형튜브의 연동운동은 음식물과 혈액이 이동할 수 있게 한다. 민무늬근은 자율신경계의 지배를 받기 때문에 우리가 생각하는 대로 조절할 수 없다는 게 특징이다.

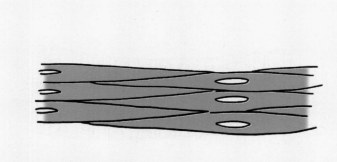

내장 근육
가로 무늬가 거의 없어 천천히 움직이며 주로 내장 근육에 해당한다.

민무늬근

근육을 수축하고 이완할 수 있는 에너지원에 따른 종류를
알아보자. 근육은 에너지 사용에 따라 붉은색의 적근(지근)Red
muscle, Slow twitch, 흰색의 백근(속근)White muscle, Fast t witch, 적근과 백
근이 같이 있는 중간 형태의 근육으로 나뉜다. 이 근육은 어떤
운동을 하느냐에 따라 동원되는 근육이 달라진다.

　　백근은 혈색소(안의 미토콘드리아) 수가 적어 산소를 사용하지
못하고, 근육 속에 있는 크레아틴 산이나 포도당을 산소 없이
젖산으로 분해할 때 나오는 에너지를 이용하기 때문에 제트 엔

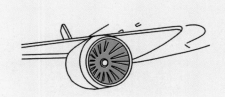

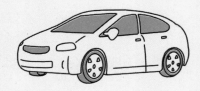

혈색소 적은 흰색 속근
빨리 움직이는 속근은 산소의 이용은 없고, 제트 엔진과 같은 고속 주행이 가능하지만 연비가 좋지 않고 수명이 짧다.

혈색소 많은 적색 지근
산소 사용 근육으로 폭발적인 힘은 내지 못해 빠르지는 않지만 하이브리드 엔진 연료로 효율이 좋다.

진 같이 순간적인 많은 힘을 발휘하나 글리코겐의 빠른 고갈과 젖산 생성으로 피로를 느껴 몇 분만 지속 가능하다.

이에 비해 적근은 혈색소(안의 미토콘드리아) 수가 많아 붉은색을 띄며 산소를 많이 사용하기 때문에 효율성이 높아 지속적인 일이 가능하다. 그래서 지근Slow muscle이라고 불리기도 하며 '지속적인 힘을 내는 근육'이라고 볼 수 있다. 적근은 근육 세포 기관인 미토콘드리아에서 산소를 이용한 포도당(탄수화물)을 사용하고 나중에는 지방도 사용하여 소위 산소를 필요로 하는 운동인 유산소 운동을 주로 담당하게 된다.

적색 지근과 백색 속근이 지닌 약점을 보완해주는 중간 성
질의 적색 속근이 있다. 빠른 수축과 큰 힘을 발휘하면서도 피
로에 강한 중간의 기능을 갖췄다 할 수 있다.

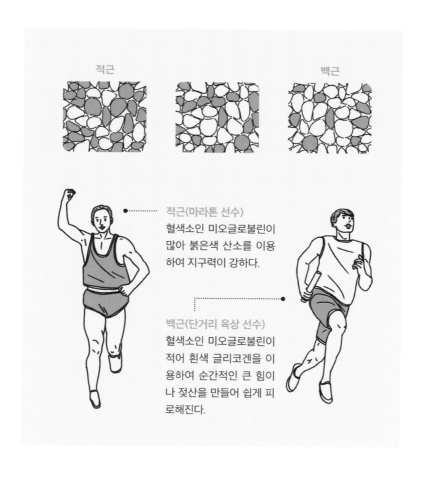

적근

백근

적근(마라톤 선수)
혈색소인 미오글로불린이
많아 붉은색 산소를 이용
하여 지구력이 강하다.

백근(단거리 육상 선수)
혈색소인 미오글로불린이
적어 흰색 글리코겐을 이
용하여 순간적인 큰 힘이
나 젖산을 만들어 쉽게 피
로해진다.

지구력이 요구되는 마라톤 선수는 적색 지근이 발달되어 근육 세포에 미토콘드리아와 모세혈관 분포가 치밀하다. 상대적으로 빠르고 강한 힘을 발휘해야 하는 단거리 육상 선수는 백색 속근이 발달되어 있다.

그 밖의 운동선수들은 지구력, 민첩성, 강한 힘을 발휘하게 하는 세 가지 근육들을 골고루 갖췄지만 근육의 구성비에 따라 선수마다 기량의 차이를 나타낸다.

유산소 운동이란

우리는 조깅, 줄넘기, 자전거타기, 수영 등은 유산소 운동이라고 부르고, 역도나 웨이트 트레이닝과 같은 근육 강화 운동은 무산소 운동이라고 부른다. 학문적으로 유산소 운동과 무산소 운동의 구분은 그 운동을 할 때 필요한 에너지를 만드는 데 있어서 산소를 사용하는지에 따라 구분된다.

짧은 시간에 최대의 노력을 쏟는 격렬한 운동은 주로 백색 속근이 관여하고 이 백색 속근은 산소를 사용하지 않고 글리코겐을 젖산으로 만들어 에너지로 사용하므로 무산소 운동이 된다. 단시간 안에 다량의 에너지가 공급되어야 하므로, 산소 공급을 통해 탄수화물이나 지방을 분해하는 느린 경로의 에너지 생산 방식으로는 충분한 에너지를 공급할 수가 없다.

반면 일정한 강도로 장시간 지속적으로 하는 운동은 주로 적색 근육이 사용되고, 이때는 에너지 사용 속도가 느려 신체가 산소 공급을 기다리면서 충분한 에너지를 생산할 수 있다. 이때는 산소가 존재하는 상태에서 에너지를 생산하는 방법을 사용하는데 에너지원으로 탄수화물과 지방을 이용한다. 에너지원으로 탄수화물을 쓰다가 나중에는 지방을 사용하므로 체지방을 줄이기 위해서는 주로 유산소 운동을 권한다.

몸의 위치에 따른 근육의 종류

　　근육이 몸의 어느 부위에 위치하고 있는 지에 따른 종류를 알아보자. 근육은 부위에 따라, 속 근육, 바깥 근육 그리고 중간 근육으로 구분된다.

　　속 근육은 코어Core 근육으로도 불리며 자세 유지와 큰 움직임 전에 발생하는 요동Perturbation을 조절해 안정성을 위해 수축한다.

　　바깥 근육은 큰Global 근육으로도 불리며 몸통 굽히기, 걷기와

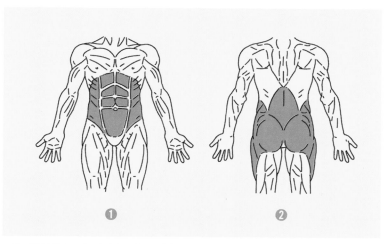

❶ 바깥 근육 팔, 다리와 몸을 움직일 수 있게 하고 힘을 쓰는 근육
❷ 속 근육 몸 안쪽에 있으며 주로 자세를 유지하고 지탱하게 하는 근육

같은 동작을 할 때 힘과 운동 크기 조절을 위해 수축한다. 중간 근육은 호흡을 위해 작용한다.

　과거에는 바깥 근육만 중요시 했으나 근래에는 이보다 속 근육, 또는 속 근육과 비슷한 개념으로 코어 근육, 약간은 다르나 크게 보면 같은 개념인 항중력근Antigravity muscle의 기능도 중요하게 생각하고 있다. 이러한 근육의 구분은 자세, 운동 및 근육 감소증 등의 치료에 중요한 개념이다.

근육 감소증이란

근육 감소증은 팔과 다리 등을 구성하는 골격근과 근력이 정상보다 크게 줄어드는 질병으로, 근육이란 뜻의 '사코Sarco'와 부족 및 감소를 의미하는 '페니아Penia'를 합쳐 '사코페니아'라고 부른다.

그동안은 노화가 되면 당연히 근육이 준다는 개념이 있었지만 이제는 골 부족을 '골다공증'이라는 병으로 진단하고 치료하듯이 근육 부족도 건강을 해치는 중요한 요인으로 판단하여 질환으로 보고 2021년도 한국표준질병사인분류KCD 8차 개정안에 근감소증 진단 코드로 포함할 예정이다.

근육은
나이가 없다

우리 몸은 나이가 들면 근육을 유지하려 해도 유지하기 어렵다. 근육의 근 섬유는 근력 운동을 하지 않으면 매일 조금씩 가늘어진다. 현대인은 생활패턴과 직업 환경이 일정한 환경과 반복되는 루틴에 의해 반복되기 때문에 사용하는 근육은 원래의 모양과 근력을 유지하는 반면 잘 사용하지 않는 근육은 퇴화되었다.

일반적으로 50세 이후 근육의 양은 매년 1~2%씩 감소하고, 10년이면 평균 4kg 정도 감소된다. 그런데 이런 변화는 직업과 운동습관에 따라 차이가 있어 하루 종일 앉아있는 사무직 근로자는 근육의 양과 유연성이 신체활동이 많은 직업군에 비해 더 나빠진다.

신체 크기와 활동욕구에 맞춰 근육의 양과 유연성, 그리고 근력을 잘 유지하고 있어야 몸을 마음껏 움직일 수 있는데, 잘 유지하지 못한 경우는 쉽게 다치거나 근육 손상이 일어난다. 평소 운동하지 않는 사람이 갑자기 운동하면 삐거나 다칠 수 있는 것이 그런 이유라고 할 수 있다.

젊을 때부터 꾸준하게 운동을 해서 근육의 본래 특성을 유지한다면, 이러한 신체적 적응력을 오래 유지할 수 있게 갱년기를 최대한 늦출 수 있다. 그래서 태어난 연령은 있지만 근육이 반드시 그 연령을 따라가는 것은 절대 아니다.

등척성 운동이란

우리가 골절이나 관절을 다쳐 병원에서 치료한 후 처음 시작하는 운동은 등척성 운동等軸성, Isometric으로 하라는 이야기를 많이 듣는다. 그런데 등척성 운동이란 단어가 어려워서 어떤 운동인지 이해하지 못하는 경우가 많다. 근육의 길이와 관절의 각도가 변하지 않는 상태에서 일어나는 수축으로 벽 밀기, 고정된 물건 들기 등이 포함된다. 영어로 'Iso'의 뜻은 '같다', 'Metric'은 우리가 흔히 쓰는 미터Meter라는 말에서 알 수 있듯이 길이라는 의미이며, 한자로 같을 '등'等, 길이 '척'軸으로 같은 의미다.

근육의 길이와 관절의 위치가 변하지 않아서 통증이 적으나 운동이 단조로운 단점이 있다. 그래서 무리가 가지 않아 처음 운동을 시작하거나 근력이 약한 경우 재활 등에 맞는 운동이다.

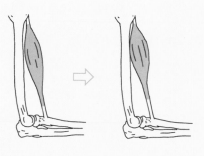 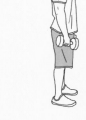

근육은 수축하나 길이는 변하지 않는다.　　　운동 기구를 들고 버티기만 한다.

운동이 필요한 이유

우리가 자동차를 사서 아낀다고 운행을 안 하고 있다가 어쩌다 한 번씩 운행을 하면 자동차를 오래 쓸 수 없다. 자동차 전문가에 의하면 자동차를 일주일 이상 운행하지 않으면 엔진 오일이 중력에 의하여 밑으로 흘러내려 엔진의 윗부분에는 오일이 없어져 엔진을 망치게 된다고 한다.

우리 근육도 마찬가지다. 오랫동안 사용하지 않으면 점차 더 퇴행하여 적어지고 갑자기 운동할 경우에는 근육에 탄력이 없어져 인대나 근육 파열, 염좌 등이 흔히 발생하게 된다.

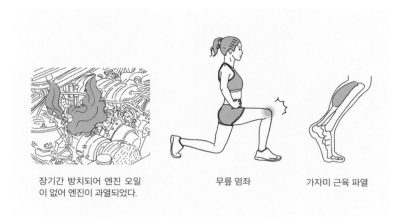

장기간 방치되어 엔진 오일
이 없어 엔진이 과열되었다.

무릎 염좌

가자미 근육 파열

오랫동안 사용하지 않다가 갑자기 사용하면 자동차든 사람이든 탈이 난다.

평소에 적절한 운동과 스트레칭을 하지 않는다면 근육의 본
래 특성이 나빠져, 작은 스트레스에도 취약해져 근육 조직은 쉽
게 상처가 나고 근육 굵기는 감소되어 작은 무게조차 들기 힘들
어진다. 이런 컨디션이 지속된다면 버스를 타고 이동할 때 바닥
이 흔들리는 불안정에 잘 대응하지 못하게 되어 몸의 불균형과
관절 통증이 발생한다.

우리 몸을 마음껏 움직일 수 있게 해주는 근육에 대해서 바
르게 알고 있는 것이 건강한 신체활동을 하는 데 도움이 된다.
그리고 자신의 활동에 맞춰 성장하면서 잘 다져진 근육의 본래
특성을 지킬 수 있는 운동과 스트레칭을 꾸준하게 실천하는 것

이 장수와 척추 건강의 비결이다.

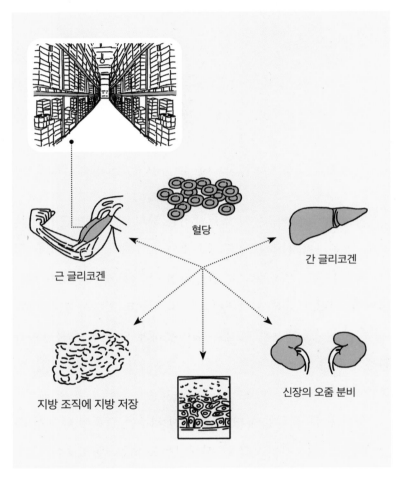

혈당

근 글리코겐

간 글리코겐

지방 조직에 지방 저장

신장의 오줌 분비

근육에 글리코겐 형태로 저장을 해야 하는데 근육이 없으면 혈중에 혈당으로 그대로
존재하거나 지방으로 되어 복부비만이 발생한다.

우리가 일반적으로 물류 창고에 물건을 저장하듯이 근육은 에너지인 혈당을 흡수했다가 적당한 때에 유통시키는 유통 창고와 같은 역할로 혈당을 낮추는 가장 큰 기관이다. 근육 감소증은 이러한 에너지 저장 창고인 근육의 혈당 흡수와 배출 기능을 나쁘게 만들어 당뇨병 발생을 촉진한다.

근육량이 감소하면 근육 사용의 기본 에너지원인 글리코겐을 저장할 수 있는 근형질이 감소하여 식사를 제때 하지 못한 상태에서 갑작스런 신체활동을 하면 어지러움이나 무기력증을 느끼게 된다. 평소 꾸준하게 운동을 하여 근육량을 잘 유지해야 할 이유가 바로 여기에 있다.

스트레칭과 근육 파열의 차이

스트레칭은 신체 부위의 근육이나 건, 인대 등을 늘여주는(신전시키는) 운동이다. 기본적으로 스트레칭은 자연스럽고 본능적인 행위로서, 기지개를 켜야 몸이 풀리는 느낌을 갖게 해준다.

스트레칭은 크게 두 가지로 나뉘는데 관절을 풀어주는 것과 근육을 늘리는 것이 있다. 따라서 스트레칭을 하면 관절의 가동범위 증가, 유연성 유지 및 향상, 혈액 순환 촉진, 상해 예방에 도움이 된다.

관절과 근육이 쭉 펴지는 느낌으로 10~15초 정도 자세를 유지하기만 해도 충분하며 반동을 줄 필요가 없다. 반동을 주면 오히려 부상의 위험이 있다. 반동을 이용한 탄성 스트레칭은 힘줄이나 근육을 찢는 손상을 입힐 수 있기 때문이다. 그 이유는 근육의 움직이는 최소 단위는 액틴과 미오신이 서로 커플링 하는 범위를 반동(큰 힘이 저절로 걸림)으로 하면 근섬유의 연결부에 파열이 생겨 오히려 근육 손상을 초래할 수 있다.(41쪽 그림 참조)

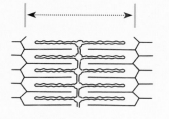

근육 수축
미오신이 액틴 속으로 완전히 들어가면 근육의 길이가 짧아지게 된다.

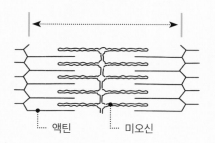

액틴   미오신

근육 신장
미오신이 액틴 끝까지 나오면 근육의 길이는 길어진다. 스트레칭을 하면 생리적으로 최대한 늘어난다.

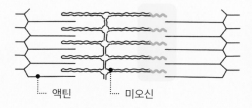

액틴   미오신

근육 파열
반동을 주어서 스트레칭 하다가 미오신이 액틴의 범위를 넘어가면 근육이 파열된다.

오래 사는 것보다 중요한 건강하게 사는 방법

2020년 한 보험사의 조사에 의하면 응답자의 88.6%가 오래 사는 것보다 건강하게 사는 것이 중요하다고 대답했다. 또 요즘 '99 · 88 · 1 · 2-3 · 4'라는 말이 유행하고 있다. 99세까지 팔팔(88)하게 일(1) 또는 취미활동을 하면서 살다가 2-3일 정도 병석에 누워 사랑하는 자손들을 만나고 유언 후 죽음(4)을 맞이하는 행복한 일생을 말한다.

그러나 현실은 다르다. 한국인의 기대 수명은 2012년 81세에서 2017년 83세로 늘어난 반면, 건강 수명은 66세에서 65세로 줄었다. 만 60세에 정년퇴직을 하고 5년 가량 지난 후부터 골골하며 28년의 노후를 보내야 한다는 얘기다.

이러한 건강 수명을 늘리기 위하여 전문가들은 건강 검진, 생활 습관, 식단 조절 등도 중요하지만, 정작 중요한 것은 생활 습관을 바꾸어 움직이고 근육을 키우라고 하는 데에 모두 동의한다.

그중 가장 중요한 것은 걷는 것을 유지하는 것이다. 걷고 유지하는데 가장 중요한 영향을 미치는 근육이 항중력근이고, 이 항중력근을 키우는 것이 건강 장수를 누리는 데 매우 중요해졌다. '99 · 88 · 1 · 2-3 · 4'를 위해서는 걸어야 하고, 걷는 것을 유지하기 위해서는 항중력근을 강화해야 한다는 것을 명심해야 하겠다.

누구나 건강하고 행복한 삶을 희망한다. 고령 사회로 진입하면서 '건강한 노년'은 국가적 숙제인 듯하다. 세계보건기구 WHO, World Health Organization에서 정의한 건강은 '단순히 질병이 없는 상태를 의미하는 것이 아니라 독립적으로 살아가기 위한 신체적, 정신적, 사회적, 안녕Well status'이라 하였다.

이런 개념에서 건강한 노년을 맞기 위해서는 경제적으로 여유가 있고, 외롭다 느껴지지 않게 친구도 만나면서 뜻이 맞는 사람들과 함께 하는 사회적 활동도 가능해야 할 것 같다. 신체적, 정신적, 사회적 안녕은 순환관계이다. 어느 한 가지 요소가 나쁘면 다른 요소들도 나빠진다. '건전한 정신은 건강한 육체에 깃든다.'는 말처럼 건강한 육체를 다지기 위해서 노력해야 한다.

노년에 행복하면서도 독립적인 활동을 하기 위해서는 신체적 건강이 가장 우선되어야 가능하다. 건강을 잃으면 모든 것을 잃는다. 나 자신뿐만 아니라 가족 구성원 모두가 건강해야 행복하다. 가족 중 건강을 잃은 구성원이 있을 경우 그 가정은 행복하기 힘들다.

많은 사람들이 가족 구성원 중 누군가 건강을 잃고 나서야 행복하지 못하다는 점을 인식하게 된다는 사실을 병원생활을 하면서 보고 느꼈다. 나 자신 뿐만 아니라 주변 사람들 모두가 건강한 청춘, 건강한 장년의 시절을 보내야만 건강한 노년을 맞이할 수 있다. 직업, 환경, 동료 등 자기 주변으로부터 받는 스트레스 관리도 신체적 건강 유지에 중요한 요소다. 지금부터 건강을 다지고 주변을 살펴야 할 이유다.

건강한 노년을 맞이할 수 있는 신체적 건강은 적절한 영양분의 섭취와 운동 그리고 휴식이 필수 사항들이다. 평소 꾸준한 운동을 즐겼던 사람은 그렇지 않았던 사람에 비해 갑작스런 사고나 질환으로 건강이 나빠지더라도 치료를 통해 빠르게 건강을 회복하는 치유 잠재력Potential energy이 크다.

건강을 되찾고자 하는 의욕은 이러한 치유 잠재력에서 유발된다. 잠재력이 큰 사람은 병원 치료를 받는 중이라도 자신이 세운 단기목표를 이뤄갈 때 자신감을 느끼면서 회복은 더욱 빨라진다. 결국 의욕은 자신감에 찬 동기유발에서 비롯되므로 근육을 잘 쓸 수 있는 근육 본래 특성을 젊은 시절부터 유지될 수 있게 관리하는 것이 오래 사는 것보다 중요한 건강하게 사는 방법이라 할 수 있다.

내 몸의
건강 나이부터
제대로 알자

우리가 아는 나이에는 두 가지가 있다. 하나는 자기 생년월일로 계산하는 달력 나이Calender age와 다른 하나는 진짜 생활의 나이를 계산하는 생체 나이Bio age가 있다.

생체 나이는 우리가 병원에서 종합 검사를 하거나 헬스클럽에서 '인바디'라는 기계를 이용하여 BIABioelectrical Impedance Analysis법의 체성분 분석 원리를 이용하여 측정한다. 이 방법은 아주 미약한 전류를 흘려 감지되는 전기 저항 값으로 신체의 체수분, 근육량과 체지방량을 측정하여 근육량 비율로 신체 나이를 측정하는 방법이다. 이러한 기계로도 측정이 가능하지만 건강 나이의 기준은 결국 근육량 측정이므로 집이나 실내에서 간단한 검사로도 측정할 수 있다.

팔 비틀기

먼저 상체 유연성 측정 및 근육 측정으로 '팔 비틀기' 방법이 있다. 팔이 꺾인 각도에 따라 신체 나이를 측정하는데, 쭉 펴진 180도는 20대, 120도는 30대, 90도는 40대, 60도는 50대라고 볼 수 있다. 실제 나이보다 신체 나이가 많이 나온다면 근육의 탄력성과 유연성 저하 때문이다.

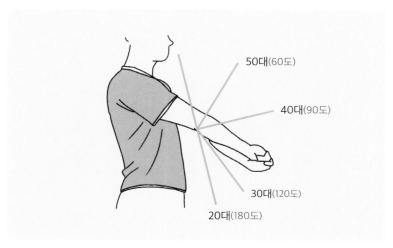

50대(60도)

40대(90도)

30대(120도)

20대(180도)

팔 비틀기 한 바퀴 돌려 팔을 쭉 뻗는다.

두 손 모아 팔 올리기

또 다른 테스트로는 '두 손 모아 팔 올리기'가 있다. 팔꿈치가 올라가는 위치에 따라 신체 나이를 알 수 있는데 눈은 20대, 코는 30대, 입은 40대로 나뉜다.

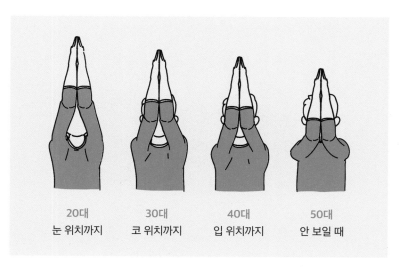

| 20대 | 30대 | 40대 | 50대 |
| 눈 위치까지 | 코 위치까지 | 입 위치까지 | 안 보일 때 |

두 손 모아 팔 올리기   팔꿈치가 닿게 두 손을 모으고 얼굴 위로 올린다.

　다음은 하체의 근력 및 평형감각을 이용하여 간단히 측정하는 방법으로, 한 발로 서서 양팔을 옆으로 들어 올리는 방법이 있다.

　먼저 균형을 유지하면서 눈을 감은 채 한 발로 서서 버티다가 균형이 깨지는데 걸리는 시간을 재면 간략히 측정할 수 있다. 20대는 30초, 30대는 25초, 40대는 20초, 50대는 15초, 60대는 10초 이상이면 자기 나이고, 이보다 빨리 무너지면 그 초만큼을 자기의 신체 나이에 더하면 된다.

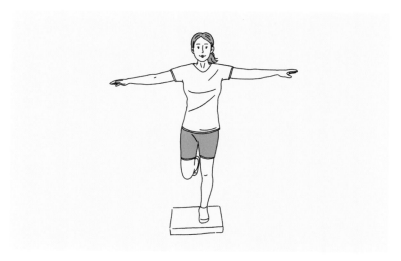

한 발로 서서 양팔을 옆으로 들어 올리기

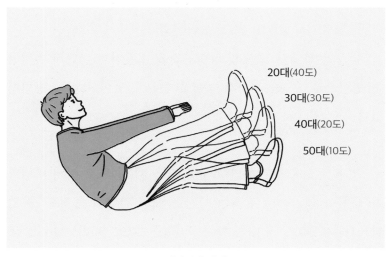

양다리 올리기

양다리 올리기

여기에 추가하여 배 근육의 기능을 보기 위하여 몸을 40도 정도 뒤로 째긴 후 양다리를 올려보는 것도 하나의 방법이다.

나에게 맞는 근육 운동이 필요하다

　한참 자라는 청소년 그룹은 매일 1시간 이상의 운동을 하는 것이 좋고, 운동 강도는 중간 강도이나 강한 강도의 운동을 섞어서 진행하여 심폐기능을 키우고 근골격계를 튼튼히 할 수 있다.

　그러나 청·장년, 노년을 위해 세계보건기구WHO, 미국심장협회AHA, 미국질병예방센터CDC에서 '일주일에 최소 150분(2시간 30분) 운동'을 공식화했다. 결국 일주일 운동 시간이 1시간 줄었고 '매일 운동'도 삭제됐다.

요약하면, 자신의 생활 패턴에 맞춰 운동 시간을 분배하되 일주일에 150분 이상 하라는 것이다. 여기서 중요한 것이 근력 운동을 최소 주 2회 이상하고, 노년기에는 균형 감각 운동을 하라는 것이다. 이 균형 감각 운동을 주로 담당하는 근육이 바로 항중력근이다.

WHO가 제시하는 나이별 운동법

나이	중요 운동	근력 운동
5~17세	매일 60분 정도, 중간~격렬한 운동	격렬한 근력 운동 주 3회 이상
18~64세	150분 이상, 중간 이상 유산소 운동	근력 운동 주 2회 이상
65세 이상	150분, 균형 감각과 근육 강화 운동, 중간 이상의 유산소 운동	근력 운동 주 2회 이상

유산소 운동 강도는 운동을 하는 동안 옆 사람과 대화를 나누기 힘들겠지만 그래도 대화할 수 있을 정도면 되고, 일반적으로 적용할 땐 30분 이상 하기를 권한다. 운동 방법은 본인 흥미의 기준에 맞춘다. 운동하면서 즐거운 마음이 드는 종목을 선택하면 된다.

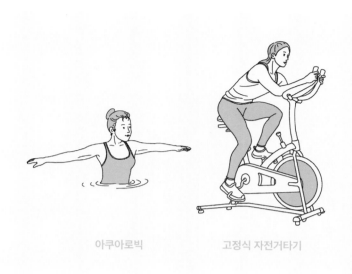

아쿠아로빅   고정식 자전거타기

　　무릎 관절이 아픈 사람에게 빠르게 걷기와 달리기를 권하
지 않는다. 어깨와 팔꿈치가 아픈 사람에게 배드민턴이나 탁구
를 권하지 않는다.

　　척추와 무릎 관절에 부담을 주지 않는 유산소 운동으로 수
영이나 아쿠아로빅을 추천하며, 어깨와 팔꿈치가 아픈 사람에
게는 빠르게 걷기나 고정식 자전거타기를 추천한다.

　　근력 강화 운동은 본인이 들 수 있는 최대 무게의 약 70%에
해당하는 무게를 반복해서 들어 올리기를 12회 정도한 후 휴식

을 하는 최대 저항 근력 강화 운동 방법으로 1회에 3세트를 실시한다.

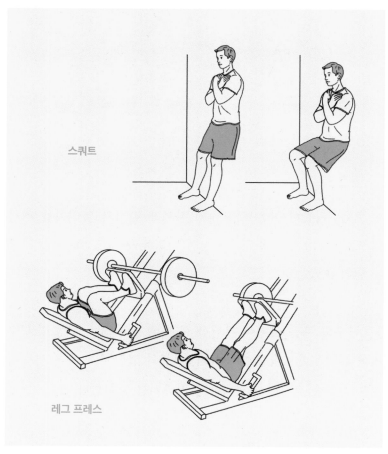

스쿼트

레그 프레스

항중력근은 둔근(엉덩이 근육)을 강화하는 운동으로 스쿼트가 대표적이며, 초보자나 노년에서는 허리 부상의 위험이 있어 레그 프레스 등으로 가볍게 시작하는 것이 좋다.

단 이때 근력 운동은 주 3~5회 실시하고 주말 2일 동안은 반드시 휴식을 취한다. 그렇지 않으면 스트레스를 받아 손상된 근육 섬유가 회복되지 않아 근육 손상이 심해질 수 있다. 만약 운동할 때 두려운 느낌이 들거나 2일의 휴식이 지나도 근육통이 감소하지 않는다면 무게가 지나쳤다고 생각하고 줄이는 것이 좋다.

PART 02

항중력근이
바로 서야
건강하다

ANTI

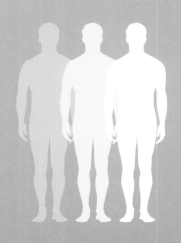

GRAVITY

항중력근은 무엇인가

매일 숨을 쉬면서 공기의 존재를 못 느끼는 것처럼 우리가 움직이면서 못 느끼는 것 중 건강에 매우 큰 영향을 미치는 것이 중력이다. 이 중력이 없으면 어떻게 될까?

무중력으로 우주에 머무는 우주 비행사는 일주일이면 전체 근육량의 20%가 감소되는데, 이때 감소되는 근육의 대부분이 항중력근이다. 이 항중력근은 이름 그대로 '중력에 대항하는 근육'이라는 뜻으로 중력 방향에 대항하여 몸을 꼿꼿하게 유지해 주는 근육이다.

더 간단하게 말하자면 서 있을 수 있게 해주는 근육이다. 척주세움근, 배 근육, 엉덩이 근육 등이 해당하며 실제 코어 근육도 포함된다.

항중력근은 나이가 들면서 점차 약해지고 오래 앉아 생활하거나 운동을 하지 않는 사람일수록 약해지기 쉬운데, 노인이 지팡이에 의지해 걸음을 걷는 이유 중 하나도 항중력근의 약화 때문이다.

우리나라에서 한 해 낙상으로 사망하는 65세 이상 노인은 83만여 명이다. 이처럼 노인 사고 사망 원인 2위인 골반 골절을 치료하면서 항중력근의 중요성이 더욱 강조되었다.

엉덩이뼈가 부러진 노인 절반이 두 달 내 사망하는데 엉덩이뼈는 골절 후 골 유합이 되고 손, 발처럼 다른 근육의 힘이 충분하여도 골반 근육(대둔근, 중둔근)의 힘이 없으면 걷지 못하는 것을 발견하며 이를 치료하면서 골반 근육의 중요성을 강조한 것이다.

건물의 중력을 주춧돌이 받듯이 인체 몸의 중력도 대부분은

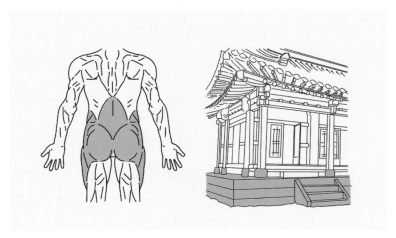

항중력근의 대표인 엉덩이 근육은 한옥에서 주춧돌과 같이 건물(사람 몸) 전체를 중력에 대항하는 역할을 한다.

엉덩이 근육(중둔근, 대둔근)이 받으므로 엉덩이 근육의 중요성을 강조한 것이 항중력근 개념이라고 할 수 있다.

흔히 '척추 건강을 위하여 S라인을 지켜라'고 말을 한다. 우리 몸을 옆에서 보면 중력선이 머리에서 척추 S라인을 통하여 엉덩이 관절, 무릎 관절 및 발목 관절로 신체의 무게 중심이 통과하는 것을 알 수 있다.

다른 곳은 전부 직선인데 척추만 선천적으로 앞으로 볼록한 S라인을 이루고 있다. 그럼에도 불구하고 몸을 똑바로 설 수 있는 것은 우리 몸의 중요한 3대 항중력근이 척추를 꼿꼿하게 잡고 있기 때문이다.

우리 몸의 중력선은 신체를 옆에서 봤을 때 머리에서는 귀 뒤, 척추에서는 엉치뼈의 첫째 마디, 엉덩이 관절, 무릎 관절, 발목 바깥쪽 복숭아뼈 앞을 지나는 가상의 선이다.

사람에게서 중력이 지나가는 선과 척추가 S라인을 보여 주고 몸이 앞으로 쓰러지는 것은 항중력근이 약하여 발생하는 것이므로 S라인이 무너져서다.

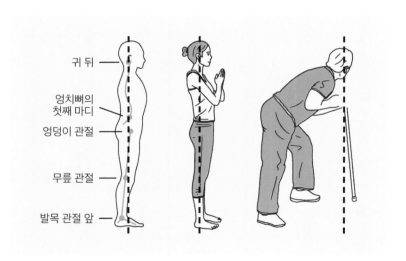

귀 뒤
엉치뼈의
첫째 마디
엉덩이 관절
무릎 관절
발목 관절 앞

우리 몸을 옆에서 보면 중력선이 머리에서 척추 S라인을 통하여 엉덩이 관절, 무릎 관절 및 발목 관절로 신체의 무게 중심이 통과하는 것을 알 수 있다.

항중력근에
해당하는 근육은
무엇인가

　그렇다면 우리 몸에서 항중력근에 해당하는 근육은 무엇인지 알아보자. 우리 몸의 항중력근은 목폄근, 등폄근, 배 근육, 큰볼기근, 엉덩허리근, 넙다리근, 비복근, 가자미근, 장단지빗근 등이다.

　갱년기 이후의 남성과 여성은 등폄근의 근력 약화로 자세가 구부정해진다. 일단 척추 변형이 일어나면 교정하기가 어렵고 전반적인 근력 저하로 체중이 변하면 발생하는 관절 운동에 무리가 발생한다. 이러한 이유로 나이가 들어도 꼿꼿하게 두발로 잘 걸어 다니려면 균형과 바른 자세 유지에 필요한 항중력근의 근력 강화 운동을 젊은 시절부터 해야 한다.

나이가 들수록 약해진 항중력근은 우리 몸을 수직 자세로 유지할 수 없게 만들어 자세 변형과 관절 문제를 일으킨다. 해부학적으로 척추가 골반과 요추(허리)에서 S자인데, 앞으로 굽어서 항중력근이 조금만 약해도 문제가 크게 발생한다. 나머지 부분은 직선이라 근육이 조금 약해져도 자세에 큰 문제가 생기지 않는다.

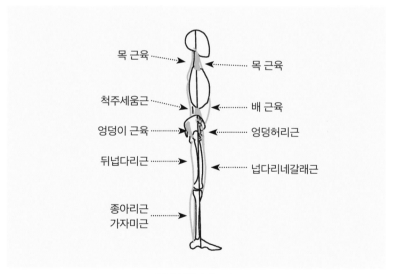

항중력근(자세 근육)

이러한 이유로 3대 항중력근인 척주세움근, 배 근육, 엉덩이 근육 중에서도 척주세움근과 배 근육은 '코어' 근육으로 통칭하며 다양한 운동 방법이 많이 소개되었으나, 정작 가장 중요한 엉덩이 근육은 비교적 소외되어 왔다.

항중력근은 그동안 소외되었던 엉덩이 근육을 강화하여 우리 몸의 자세를 바로 세울 수 있도록 만든다.

항중력근은 척추 건강에 어떤 영향을 주는가

항중력근의 기능은 무엇이고 척추 건강을 위해 왜 항중력근을 잘 관리해야 하는지 알아보자. 항중력근의 기능은 중력 방향에 대항하여 자세를 직립 자세로 유지하게 만드는 기능 이외에 운동을 할 때 신체균형을 잡아 넘어지지 않도록 몸을 잡아준다.

척추 건강을 위해 항중력근을 잘 관리해야 하는 이유는 항중력근이 약화되고 근육이 짧아지게 되면 척추 정렬을 비롯해서 나쁜 자세를 만들기 때문이다.

나쁜 자세는 근육과 관절에 운동 저항을 증가시켜 미세한 손상을 일으키고 계속해서 누적되는 미세손상이 회복 능력보다 심해질 경우 관절에 퇴행이 오면서 염증을 유발시킨다.

나쁜 자세는 보행할 때 필요한 근육의 일 부담을 증가시킨다. 피로를 누적시키고 근육통과 무게중심 변화에 대한 근육의 대처 능력을 감소시켜 조금만 걸어도 힘들고 넘어질 위험을 증가시킨다. 이렇게 발생된 악순환의 고리는 결국 근골격계 노화를 앞당긴다.

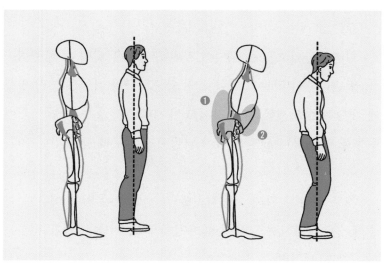

❶ 척주세움근과 엉덩이 근육은 계속 늘어나서 통증이 생기고 기능을 상실한다.
❷ 배 근육과 엉덩허리근은 계속 눌려서 통증이 생기고 기능을 상실한다.

우리 몸에서 코어 근육이 중요한 이유

　우리 몸의 중심 골격(척추 및 골반)에서 시작하는 모든 근육을 코어 근육이라고 말한다. 좀 더 쉽게 설명하자면 '몸의 중심인 척추와 골반을 흔들리지 않게 지지해주고 균형을 잡아주는 근육'이다. 주로 척추 다열성 세움근이나 배 근육을 주로 생각하나 실제는 골반근 특히 중둔근, 횡격막 등도 포함된다.

　코어 근육은 우리 몸의 중심에 있어 코어라고 하며, 항중력근 중에서 척추 건강에 중요한 역할을 하는 근육이다. 항중력근에 포함되지 않는 근육인 횡격막도 포함된다.

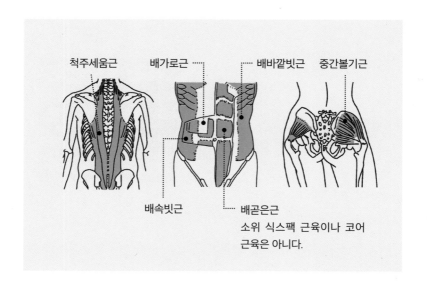

척주세움근　배가로근　배바깥빗근　중간볼기근

배속빗근　배곧은근
소위 식스팩 근육이나 코어
근육은 아니다.

　　다만 이 코어 근육은 오랜 기간 꾸준히 하여야 늘어나며, 약
한 강도로 운동 횟수를 늘리는 것이 근육을 단련하는 데에 효과
적이다. 그러나 이러한 코어 근육도 허리가 아프거나 디스크를
진단하기 위하여 MRI 등을 촬영하면 선명하고 뚜렷하게 나타난
다. 또한 체성분 검사를 하면 몸 전체의 근육 분포를 알 수 있어
변화 양상을 확인할 수 있다.

나이를 먹을수록
근육도 늙어간다

　　수년 전 한 방송사의 장수 프로그램에서 82세 보디빌더 어르신을 주인공으로 한 〈근육은 나이가 없다〉는 방송이 큰 화제가된 적이 있다. 이를 잘못 해석하여 근육은 나이가 들어도 노화가 되지 않는다로 잘못 알고 있는 사람이 많다. 그러나 이는 잘못된 말이다. 나이가 들어도 운동을 열심히 하면 근육을 발달시킬 수 있으니 열심히 하자는 내용이지 근육은 노화가 되지 않는다는 말이 아니다.

　　나이를 먹을수록 근육은 늙어간다. 어쩔 수 없는 노화현상이기 때문이다. 노화로 인해 활동량이 감소하면 뼈가 약해지고 근육량이 적어진다. 근육량이 감소하는 이유는 노화로 인해 뼈와 근육 생성에 중요한 역할을 하는 성장 호르몬 분비가 줄어들기 때문이다. 성장 호르몬은 콜라겐을 증가시키고 근력의 양을 증가시키는 역할을 한다. 성장 호르몬은 50대 중반까지 분비된다.

이러한 여러 이유로 근육은 태어난 이후 약 30세 전까지 성장하고 그 이후부터 밀도와 기능이 약해진다. 30세 이후 10년간 약 3~5%의 근육이 감소하고 40대부터는 매년 1%씩 근육이 줄어드는 것으로 알려져 있다.

근육은 물리적 자극을 받으면 근육의 단백질에 신호를 주고 유전자가 활성화돼 근 섬유 크기를 확장시켜 근육량을 늘린다. 그러나 노화가 되면 근육의 근 섬유가 가늘어지고, 어떤 일이 있을 때 특히 빨리 반응하는 백색 속근이 줄어들어 오히려 무산소 운동인 웨이트 트레이닝을 하면서 근육을 키워야 한다.

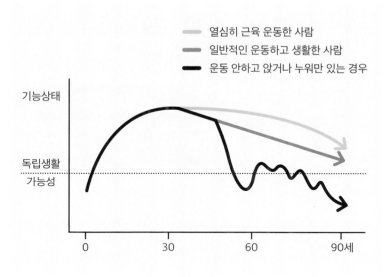

열심히 근육 운동한 사람
일반적인 운동하고 생활한 사람
운동 안하고 앉거나 누워만 있는 경우

기능상태

독립생활
가능성

0   30   60   90세

노화 시 근육 운동 여부에 따른 변화

    이때 운동을 하지 않아서 근 섬유가 가늘게 되면 근력은 약
해지고 근육량의 감소로 인해 발생된 공간은 과다 섭취된 지방
으로 채워지면서 체중은 증가된다. 체중이 증가되어 비만할수
록 심장병, 뇌졸중과 같은 심혈관 질환의 발병률이 증가된다.

근육을 잘 관리
할 수 있는 방법

　　나이가 들어서도 근육을 잘 관리할 수 있는 방법은 무엇일
까? 무엇보다 식이조절과 운동을 병행하는 것이 가장 효과적이
다. 규칙적인 운동과 하루 세끼 고르게 식사를 하는 것이 좋다.
젊었을 때부터 이러한 습관을 생활화하면 나이가 들어서도 적
당한 근육량을 유지할 수 있다. 하지만 노인들은 성인병의 위험
이 크기 때문에 20대 때보다 식이조절에 신경을 써야하며 식사
량과 나트륨 섭취량을 줄이는 것이 좋다.

　　매 끼니때마다 반 공기 정도의 탄수화물과 함께 살코기, 생

선, 달걀 등의 단백질을 섭취하는 것이 근육 건강에 도움이 된다. 그리고 가능한 한 앉아 있는 정적인 시간을 줄이고 한 시간마다 10분식 휴식하면서 스트레칭과 운동을 겸하는 동적인 시간을 갖는 것이 좋다.

출퇴근을 할 때 자가용을 이용하기보다는 대중교통을 이용하면서 걷는 습관을 생활화하는 게 유산소 건강과 근골격계 건강 유지를 위한 생활 건강 전략이라 할 수 있다.

또한 빠르게 걷기 운동만 생활 습관으로 꾸준히 실천해도 근육의 양을 적절히 유지할 수가 있다. 그러나 시니어는 '자신의 근육 상태와 검사를 통한 자기 몸의 건강 나이에 맞춰 운동을 시작해야 한다'는 점을 반드시 기억해야 한다.

20~40대는 고강도로 운동해도 크게 무리는 없지만 65세 이상은 부상 위험이 크기 때문에 처음부터 무리하면 안 된다.

시니어 건강을 위한 운동량과 반복횟수는 '옆 사람과 대화하기가 조금 힘들지만 가능한 정도'의 운동강도가 적절하다.

PART 03

항중력근 운동으로 만든 꼿꼿한 허리, 늘어나는 건강 수명

ANTI

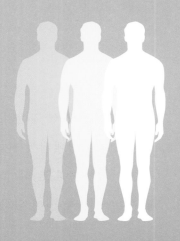

GRAVITY

꼿꼿한 허리를 만드는 항중력근

　나이가 들면서 일반적으로 사람은 몸이 구부정해진다. 특히 남성보다 여성에게서 흔하게 발생한다. 〈꼬부랑 할머니〉라는 동요가 있을 정도로 나이가 들면 자연히 허리가 굽고 꼬부랑으로 사는 것으로 알아 왔다.

　그런데 우주 비행사도 장기간 무중력 상태에서 오랜 기간 있다가 지구로 귀환하면 착륙 직후 걸음걸이가 불안하며, 꼬부랑 할머니처럼 구부러진 상태로 서게 된다. 그래서 꾸준한 근력 강화 운동과 걷는 연습을 6주 정도 진행한 후에나 정상적인 보행이 가능해진다. 또한 우주여행 전과 다름없이 스포츠 활동까지도 할 수 있게 된다.

그렇다면 왜 우주 비행사는 제대로 걷지 못하고 구부정해지는 걸까? 바로 '항중력근抗重力筋'이 약해지기 때문이다. 과거에 허리가 굽거나 고관절 골절 수술 후 걷지 못하는 이유를 대부분 허리 근육이 약하기 때문이라고 생각하고 주로 허리 근육을 강화하는 운동 치료를 병행하였지만 실제로 걷는데 도움을 받지는 못했다.

마치 뿌리(엉덩이 근육)가 약한 나무에 줄기와 잎만 풍성(허리와 팔, 다리 근육)해서 뿌리가 줄기와 잎의 힘을 견디지 못하고 쓰러지는 것과 같은 원리다.

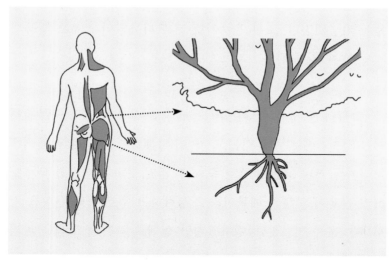

항중력근은 단련하지 않고 허리와 코어 근육만 강화하거나, 항중력근 중에서 중요한 엉덩이 근육이 약하면 근육 밸런스가 무너져 허리가 구부러진다.

항중력근은 쉽게 말해 몸을 세우는 근육이다. 이 근육은 나이가 들면서 점차 약해지며, 오래 앉아 지내거나 운동을 아예 하지 않는 사람일수록 빨리 약해진다. 노인이 지팡이에 의지해 걸음을 걷는 이유 중 하나도 항중력근이 약화되었기 때문이다.

항중력근의 핵심은 엉덩이 근육이다

항중력근 중에서 겉으로 보이지는 않지만 특히 중요하게 꼽히는 근육이 바로 엉덩이 근육이다. 엉덩이 근육을 건물에 비유하면 주춧돌, 나무에 비유하면 뿌리에 해당한다.

나이가 들면 피부에 주름살이 생기는 것을 완전히는 막을 수는 없다. 또 나이가 들면 근력이 약해진다. 하지만 노화보다 더 근육을 약하게 만드는 것은 나쁜 자세다.

그래서 나쁜 자세를 피하고 적절한 운동으로 척추의 근육량을 유지하면 척추에 생기는 퇴행성 변화도 늦출 수 있다. 특히 항중력근을 집중적으로 단련시키면 노화로 인한 변화를 조금이라도 늦출 수 있다.

우리 몸의 항중력근은 여러 종류가 있다. 항중력근 중에서 가장 중요하지만 잘 알려지지 않은 근육을 우선으로 소개하고자 한다.

첫째, 엉덩이 근육으로, 큰볼기근(대둔근), 중간볼기근(중둔근), 작은볼기근(소둔근)이 있다.

둘째, 그동안 잘 알려진 코어 근육 중 배 근육들로 많이 알려진 배와 허리를 이루는 배가로근(횡복근), 배속빗근(내복사근), 배바깥빗근(외복사근), 배곧은근(복직근), 허리네모근(요방형근), 엉덩허리근(장요근)이 있다.

셋째, 척추를 세워 자세를 유지하게 만드는 척주세움근(척주기립근)이 있다.

넷째, 다리를 튼튼하게 다져 주고 활동을 편하게 해주는 넙다리네갈래근(대퇴사두근), 장단지근(비복근), 가자미근, 장단지빗근(족척근)이 있다.

이중 가장 중요하게 꼽히는 항중력근이 엉덩이 근육, 배 근육, 허리 근육, 척주세움근으로 이 근육들을 강화하고 유지하면 오랫동안 꼿꼿이 서서 걸을 수 있다.

원래 사람도 다른 동물과 같이 손과 발을 이용하여 4족 보행을 하다가 두 발로 서서 직립 보행을 하게 되면서, 빠른 속도의 달리기 대신 직립 보행으로 자유로워진 손의 사용이 가능하게 되었다.

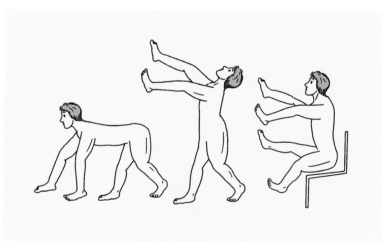

인간이 두발로 보행하는 것은 엉덩이 근육이 몸통을 세워주는 역할을 하기 때문이며, 의자에 오래 앉아 있는 현대인에게 엉덩이 근육은 잊혀진 망각의 근육이 되곤 한다.

이때 몸을 똑바로 몸을 세우는데 중요한 역할을 하는 것이 엉덩이 근육이다. 사람이 똑바로 서서 걷기 위해서 가장 중요한 근육으로, 우리 몸에서 가장 중요한 항중력근인 것이다.

그런데 이렇게 중요한 엉덩이 근육이 지금은 의자에 앉는 시간이 길어지면서 잊혀진 근육이 되었다. 나이가 들면 단련되지 않은 엉덩이 근육은 급격히 약해지고 쇠퇴해져 자세가 구부정해지고 걷기가 힘들어 지는 것이다.

흔히 배 근육의 상징인 식스팩Six pack을 만들기 위하여 하는 윗몸 일으키기 운동은 디스크에 무리를 주기 때문에 운동

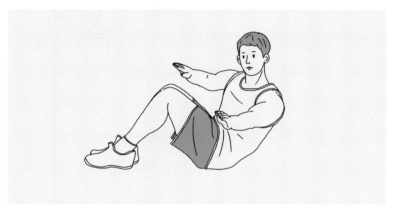

윗몸 일으키기는 디스크에 무리를 주기 때문에 운동 숙력자 아니면 오히려 요통을 발생시킨다.

숙련자가 아니면 오히려 요통을 발생시킨다. 그래서 각 개인 능력에 맞는 맞춤형 운동이 필요하다.

시중에 나와 있는 많은 책과 TV 등에서 근육 강화 운동에 대해 넘칠 만큼 많은 정보를 제공하고 있다. 하지만 불행히도 근육 강화 운동을 하다가 오히려 아프다고 병원을 찾아오는 일이 빈번하다. 그래서 각자의 상황과 통증의 강도, 수술 등의 치료 유무에 맞춘 운동을 소개하고자 한다.

수술 치료 후(급성기, 병원) 하는 안정성 위주의 초급(급성기) 운동, 통증은 조금 있지만 일상생활을 할 수는 있는 사람이 일과 중에 할 수 있는 중급(아급성기, 회사) 운동, 불편함이 조금 느껴지지만 집에서 쉬면서 여가시간 중에 하는 보통의 만성기 운동 그리고 운동을 열심히 해보기로 결심하고 헬스장에서 기구를 사용하는 등의 강도 높은 건강 증진기 운동으로 단계를 나눠 모든 사람들에게 도움이 되는 운동 방법을 설명하겠다.

항중력근 운동
— 엉덩이 근육

　　엉덩이 근육은 항중력근 중 신체활동에 영향을 미치는 가장 중요한 근육이지만, 신체활동이 떨어지면 가장 빨리 기능이 감소되는 근육이기도 하다. 신체 근육 중 가장 큰 근육인 엉덩이 근육을 강화해야만 골반과 척추로 이어지는 무게의 중심잡기와 균형 유지가 원활하다.

　　엉덩이 근육과 허벅지 근육은 유산소 능력을 증가시키기 위한 가장 핵심이 되는 근육이다. 젊은 시절의 유산소 능력이 유지되어야 신체활동을 활력있게 할 수 있고 그래야만 자신감과

동기유발이 강해진다. 그러므로 엉덩이 근육을 키우기 위해 최우선으로 노력해야 한다.

급성기와 아급성기(회사) 동안 엉덩이 근육의 근력 강화 운동의 적용은 관절의 움직임은 최소화하고 근육에 힘만 10초 동안 줬다 빼는 방식의 등척성 운동이 추천된다.

아울러 자신의 체중을 이용한 등장성 운동은 부담이 가지 않는 유산소 운동으로, 흔히 회복기 환자에게 추천하는 컨디셔닝 운동이다. 운동을 하는 동안 무리한 힘을 주기 위해 발생하는 보상동작(자세의 뒤틀림, 허리 만곡의 증가, 반동력 사용 등)은 반드시 막아야 하며, 이러한 예방이 부족할 경우 추가적 손상과 통증이 생길 수 있다.

만성기와 건강 증진기 동안 엉덩이 근육의 근력 강화 운동은 자신이 발휘할 수 있는 1회 최대 힘(1RM)의 60% 정도에서 시작하는 것이 무리되지 않는다. 레그 프레스와 같은 운동기구를 사용하면 1RM의 엉덩이 근력을 체크할 수 있다.

그러나 이런 방식은 과도한 근육 사용과 함께 보상동작을 일으킬 수 있어 최근에는 2~3회 반복할 수 있는 무게(저항) 정도를 80%로 삼아 그 무게를 기준으로 60%를 추정하여 운동하는 방법이 더 과학적인 방법으로 추천되고 있다.

근력 강화 운동은 격일로 실시하는 것이 반복 운동으로 파괴된 근 섬유의 조직 회복을 위해서 좋다. 연속으로 3일을 실시하고 4일을 휴식하는 방식은 근 섬유 단면적 증가와 근육량 증가를 위해서 좋은 방법이라 할 수 없다.

그러므로 미국스포츠의학회에서 권장하는 방식인 하루 운동하고 그 다음날 휴식하는 빈도로 근력 강화 운동을 실시하고, 주말에는 충분한 휴식과 함께 단백질이 풍부한 식사를 하는 것이 근육량의 증가와 근력 강화를 위해 바람직하다.

근력 강화 운동 시 호흡 규칙은 준비동작 동안 들숨(흡기, 들이마시기)을 하고, 저항을 이겨내는 동작 때는 날숨(호기, 내뱉기)을 하는 것이 코어 안정화를 통한 척추 보호를 위해 옳은 운동 방법이다.

항중력근 운동
엉덩이 근육
· ·

사용 근육
중간볼기근(중둔근)

운동 효과
한 발로 서기
꼿꼿한 척추 자세 유지
균형 유지

옆으로 누워 한쪽 다리 1cm 들기

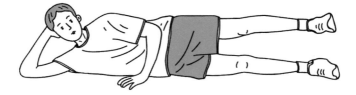

운동방법 등척성 운동으로 옆으로 누워 한쪽 다리를 1㎝ 정도 들고 10초 동안 유지한다. 허리가 심하게 아플 때 실시한다.

운동횟수 양쪽 다리를 각각 10회 반복하면 1세트다. 하루 2세트 이상 실시한다.

주의하기 몸통이 뒤틀리지 않게 주의한다.

옆으로 누워 한쪽 다리 들기

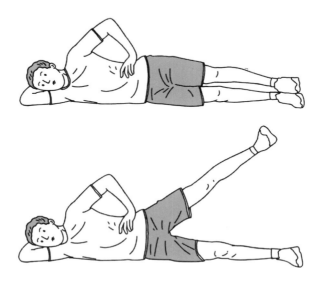

운동방법   자기 다리 무게를 이용한 등장성 운동으로 옆으로 누워 한쪽 다리를 든다. 허리가 조금 덜 아플 때 실시한다.

운동횟수   양쪽 다리를 각각 10회 반복하면 1세트다. 하루 2세트 이상 실시한다.

주의하기   몸통이 뒤틀리지 않게 주의한다.

조개껍데기 운동

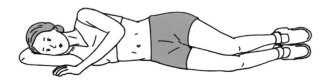

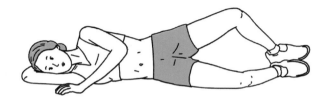

운동방법   등척성 운동으로 옆으로 누워 다리를 벌려 10초 동안 유지한다.

운동횟수   10초 동안 10회 반복하면 1세트다. 하루 2세트 이상 실시한다.

주의하기   몸통이 뒤틀리지 않게 주의한다.

평지에서 한 발로 서기

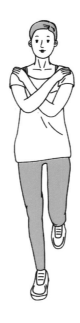

운동방법   땅 디딘 다리의 중간볼기근 등척성 운동으로 평지에서 한 발로
              서서 30초 동안 버틴다.

운동횟수   양쪽 다리를 각각 10회 반복하면 1세트다. 하루 2세트 이상 실
              시한다.

주의하기   넘어지지 않게 균형을 유지한다.

한 발로 서서 다리 벌리기

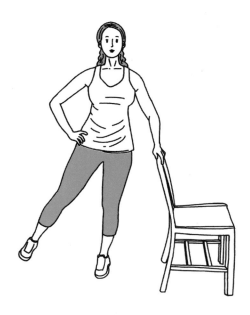

운동방법 자기 다리 무게를 이용한 등장성 운동으로 벽이나 의자를 잡고 한 발로 서서 다리를 벌린다.

운동횟수 양쪽 다리를 각각 10회 반복하면 1세트다. 하루 2세트 이상 실시한다.

주의하기 넘어지지 않게 균형을 유지한다.

의자에 앉아서 다리 벌리기

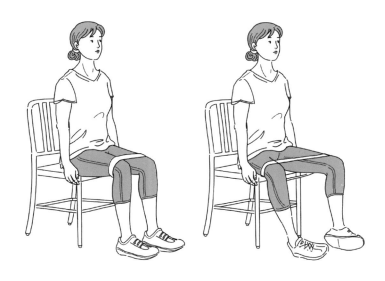

운동방법   고무 탄력을 이용한 등장성 운동으로 의자에 앉아서 양 허벅지를 세라밴드로 묶고 다리를 벌린다.

운동횟수   10회 반복하면 1세트다. 하루 2세트 이상 실시한다.

주의하기   적절한 저항을 만들 수 있게 세라밴드의 색깔을 결정한다. 노란색이 가장 쉬움, 붉은색이 약간 어려움, 회색이 아주 힘듦의 단계로 나뉜다.

한 발로 서기

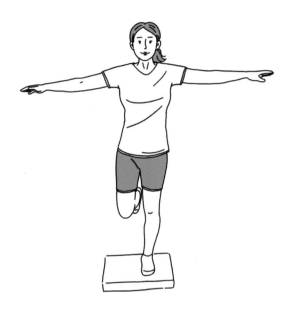

운동방법　불안정 면을 이용한 저항 운동으로 방석이나 쿠션 위에서 한 발로 선다.

운동횟수　양쪽 다리를 각각 10회 반복하면 1세트다. 하루 2세트 이상 실시한다.

주의하기　넘어지지 않게 균형을 유지한다.

세라밴드를 이용한 다리 벌리기

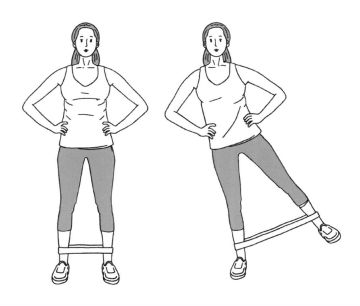

운동방법　고무 탄력을 이용한 저항 운동으로 벽이나 의자를 잡고 한 발로
　　　　　서서 세라밴드를 양 발목에 끼우고 다리를 벌린다.

운동횟수　양쪽 다리를 각각 10회 반복하면 1세트다. 하루 2세트 이상 실
　　　　　시한다.

주의하기　넘어지지 않게 균형을 유지한다.

수영장 물속에서 옆으로 걷기

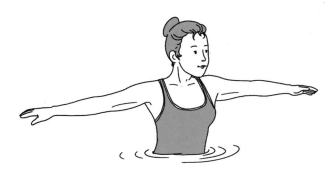

운동방법   수영장에서 왼쪽으로 레인 끝까지 옆으로 걷기를 한 후 오른쪽
레인 끝까지 옆으로 걷기를 반복한다. 5분 동안 실시한 후 자유
형으로 수영한다.

운동횟수   5분 동안 실시한다.

주의하기   수영장 바닥으로 넘어지지 않게 주의한다. 수중의 안전사고에
유의한다.

싱글 레그 덤벨 루마니안 데드리프트

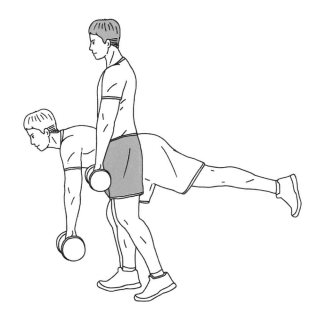

운동방법 덤벨을 양손에 들고 곧게 선다. 왼발로 무게를 이동시키고 왼발을 향해 몸을 굽히면서 덤벨이 바닥에 닿을 때까지 앞으로 몸을 숙인다.

운동횟수 양쪽 다리를 각각 10회 반복하면 1세트다. 하루 2세트 이상 실시한다.

주의하기 능력 이상의 무거운 덤벨을 사용하지 말고 넘어지지 않게 균형을 유지한다.

머신 시티드 어브덕션

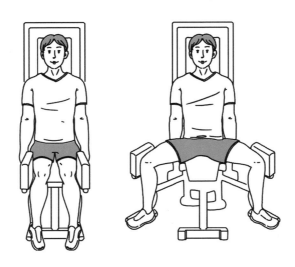

운동방법　레그 어브덕션 기구를 이용한다.

운동횟수　10회 반복하면 1세트다. 하루 2세트 이상 실시한다.

주의하기　능력 이상의 무리한 저항을 사용하지 않고 허리 만곡의 전만 곡선이 심하게 일어나지 않도록 주의한다.

케이블 힙 어브덕션

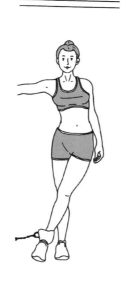 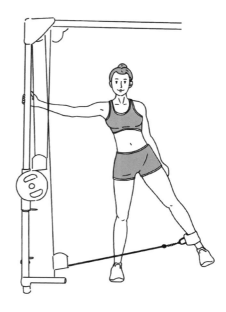

운동방법　케이블 힙 어브덕션 기구를 이용한다.

운동횟수　양쪽 다리를 각각 10회씩 반복하면 1세트다. 격일로 진행하며
　　　　　주 3회 이상 실시한다. 주말은 반드시 휴식한다.

주의하기　능력 이상의 무리한 무게 적용으로 몸통이 뒤틀리지 않게 주의
　　　　　한다.

항중력근 운동
엉덩이 근육

·····················

사용 근육
큰볼기근(대둔근)

운동 효과
엉덩이 펌
꼿꼿한 척추 자세 유지
균형 유지

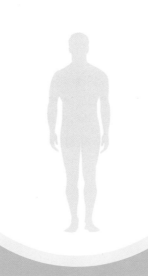

발뒤꿈치로 바닥 누르기

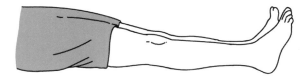

운동방법 등척성 운동으로 바로 누워서 발뒤꿈치로 바닥을 10초 동안 누른다.

운동횟수 10초 동안 10회 반복하면 1세트다. 하루 2세트 이상 실시한다.

주의하기 몸통이 뒤틀리지 않게 주의한다.

엉덩이 들기

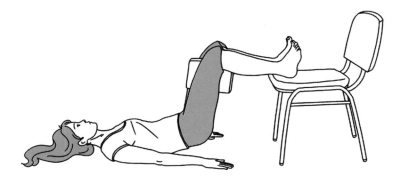

운동방법 등척성 운동으로 바로 누워서 무릎을 구부린 후 엉덩이를 살짝 들고 10초 동안 유지한다.

운동횟수 10초 동안 10회 반복하면 1세트다. 하루 2세트 이상 실시한다.

주의하기 허리만곡의 전만 곡선이 심하게 일어나지 않도록 주의한다.

한쪽 다리와 엉덩이 들기

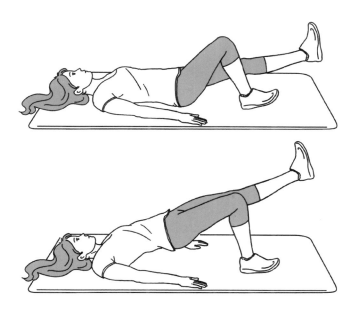

운동방법 바로 누워서 한쪽 다리와 엉덩이를 들고 10초 동안 유지한다.

운동횟수 양쪽 다리를 각각 10회 반복하면 1세트다. 하루 2세트 이상 실
시한다.

주의하기 허리만곡의 전만 곡선이 심하게 일어나지 않도록 주의한다.

벽 스쿼트

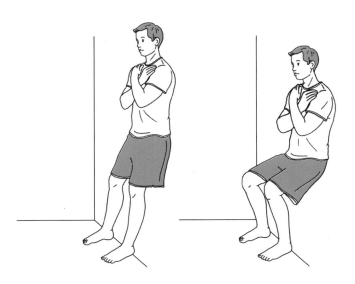

운동방법 벽에 등을 붙이고 기대어 서서 스쿼트를 한다.

운동횟수 20회 반복하면 1세트다. 하루 2세트 이상 실시한다.

주의하기 벽이 거친 콘크리트 면에서 운동하면 옷이 상할 수 있으므로 주의한다.

다리 들고 유지하기

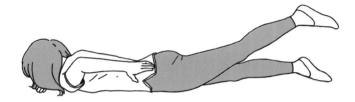

운동방법 엎드려서 무릎을 곧게 편 상태로 다리를 1㎝ 정도 들고 10초 동
안 유지한다.

운동횟수 양쪽 다리를 각각 10회 반복하면 1세트다. 하루 2세트 이상 실
시한다.

주의하기 허리만곡의 전만 곡선이 심하게 일어나지 않도록 주의한다.

다리 뒤로 들어 올리기

- -

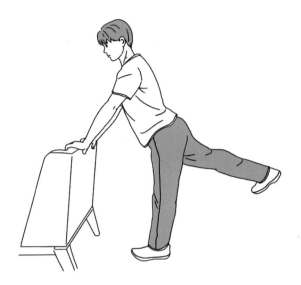

운동방법 책상이나 벽에 손을 짚고 몸통을 앞으로 숙인 자세에서 다리를 뒤로 들어 올린다.

운동횟수 양쪽 다리를 각각 10회 반복하면 1세트다. 하루 2세트 이상 실시한다.

주의하기 허리만곡의 전만 곡선이 심하게 일어나지 않도록 주의한다.

스쿼트

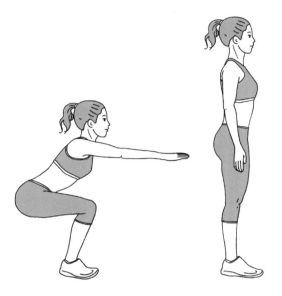

운동방법 허벅지와 무릎이 수평이 될 때까지 앉았다가 일어선다.

운동횟수 10회 반복하면 1세트다. 하루 2세트 이상 실시한다.

주의하기 넘어지지 않게 균형을 유지한다.

런지

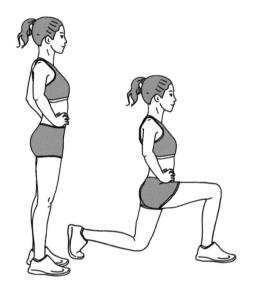

운동방법   골반 너비로 다리를 벌리고 서서 한쪽 발을 앞으로 내밀고 무릎이 90도가 될 때까지 굽힌다. 이때 다른 쪽의 발뒤꿈치는 세우고 무릎은 바닥에 닿는 느낌으로 앉는다.

운동횟수   양쪽 다리를 각각 10회 반복하면 1세트다. 하루 2세트 이상 실시한다.

주의하기   넘어지지 않게 균형을 유지한다.

아령 들고 런지

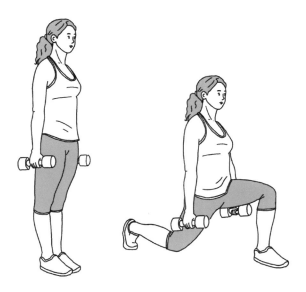

운동방법 양손에 아령을 쥐고 런지를 한다.

운동횟수 양쪽 다리를 각각 10회 반복하면 1세트다. 하루 2세트 이상 실
시한다.

주의하기 넘어지지 않게 균형을 유지한다.

레그 프레스

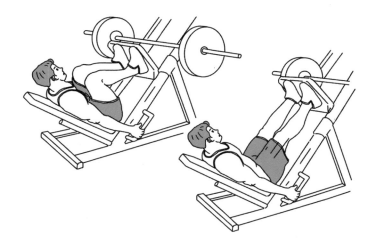

운동방법 레그 프레스 기구를 이용한다.

운동횟수 10회 반복하면 1세트다. 격일로 진행하며 주 3회 이상 실시한
다. 주말은 반드시 휴식한다.

주의하기 능력 이상의 무리한 무게는 들지 않는다.

데드리프트

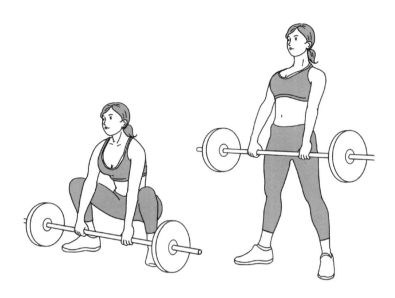

운동방법   바닥에 놓인 바벨을 팔을 구부리지 않고 엉덩이 높이까지 들어
　　　　　올린다.

운동횟수   10회 반복하면 1세트다. 격일로 진행하며 주 3회 이상 실시한
　　　　　다. 주말은 반드시 휴식한다.

주의하기   능력 이상의 무리한 무게 적용은 허리폄근의 무리한 사용을 일
　　　　　으켜 척추를 다칠 수 있다.

덤벨 프론트 스쿼트

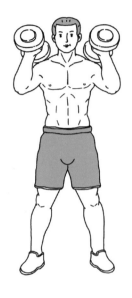
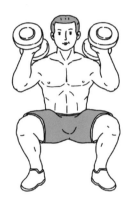

운동방법   덤벨을 들고 스쿼트를 한다.

운동횟수   10회 반복하면 1세트다. 격일로 진행하며 주 3회 이상 실시한
다. 주말은 반드시 휴식한다.

주의하기   능력 이상의 무리한 무게 적용은 허리폄근의 무리한 사용을 일
으켜 척추를 다칠 수 있다.

항중력근 운동
코어 근육(배와 허리)

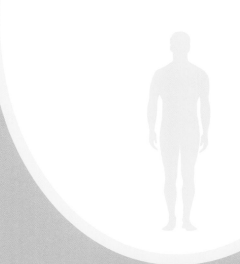

사용 근육
배가로근

운동 효과
배 조임

바로 누워 허리로 바닥 밀기

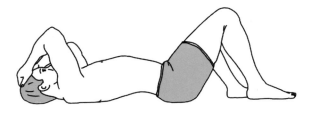

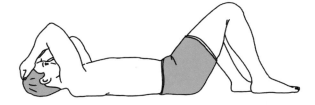

운동방법　　바로 누워 허리로 바닥을 밀어낸다. 이때 10초 동안 유지한다.

운동횟수　　10초 동안 10회 반복하면 1세트다. 하루 2세트 이상 실시한다.

주의하기　　호흡을 참지 말고 허리로 바닥을 밀어내는 동안 숨을 내쉬면서
　　　　　　실시한다.

의자에 앉아 스텝 밟기

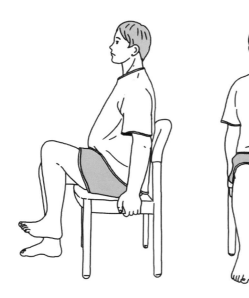

운동방법　의자에 앉은 자세에서 배에 힘을 주고 스텝을 밟는다.

운동횟수　양쪽 다리를 각각 10회 반복하면 1세트다. 하루 2세트 이상 실시한다.

주의하기　다리 들기를 할 때 반대쪽으로 몸을 기울이지 말고 허리만곡의 전만 곡선이 심하게 일어나지 않도록 주의한다.

한쪽 팔과 다리 들고 균형 잡기

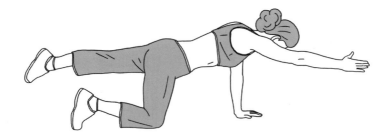

운동방법 네발자세를 한 후 배에 힘을 준다. 그런 다음 한쪽 팔이나 다리를 들고 10초 동안 유지했다가 내린다.

운동횟수 양쪽 팔과 다리를 각각 10회 반복하면 1세트다. 하루 2세트 이상 실시한다.

주의하기 호흡을 참지 말고 척추가 휘어지지 않게 천천히 실시한다.

항중력근 운동
코어 근육(배와 허리)

사용 근육
배속빗근

운동 효과
배 조임
몸통 회전

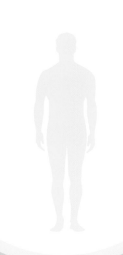

몸통 회전

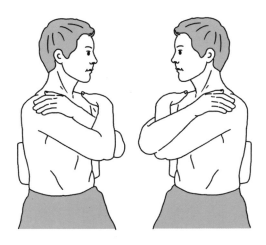

운동방법   몸통은 천천히 아프지 않은 범위까지 회전하고 10초 동안 버틴다.

운동횟수   좌우 회전을 각각 10회 반복하면 1세트다. 하루 2세트 이상 실시한다.

주의하기   수술 직후라면 되도록 시도하지 않는다. 통증이 일어나지 않는 범위에서만 실시한다.

똑바로 서서 뒤돌아보기

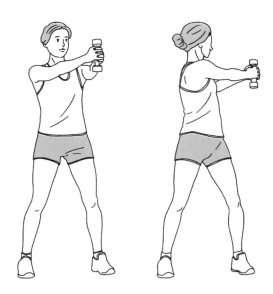

운동방법   똑바로 서서 뒤돌아보기 동작으로 천천히 아프지 않은 범위까지 몸통을 회전하고 10초 동안 버틴다.

운동횟수   좌우 회전을 각각 10회 반복하면 1세트다. 하루 2세트 이상 실시한다.

주의하기   통증이 일어나지 않는 범위에서만 실시한다.

윗몸 일으키며 몸통 회전

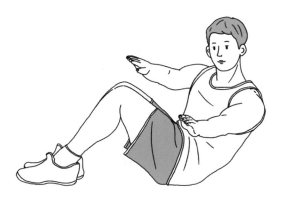

운동방법　윗몸을 일으키며 몸통을 회전한다. 요통이 있다면 시도하지 않는다. 대신 요통이 없다면 천천히 주의하면서 실시한다.

운동횟수　좌우 회전을 각각 10회 반복하면 1세트다. 하루 2세트 이상 실시한다.

주의하기　통증이 일어나지 않는 범위에서만 실시한다.

로만 체어 사이드 밴드

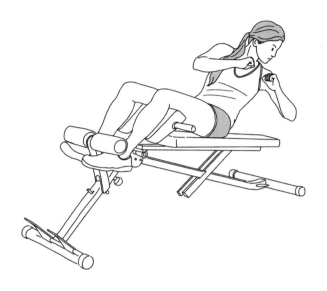

운동방법   로만 체어 사이드 밴드 기구를 이용한다. 이때 반동을 이용하지는 않는다.

운동횟수   좌우 회전을 각각 10회씩 반복하면 1세트다. 격일로 진행하며 주 3회 이상 실시한다. 주말은 반드시 휴식한다.

주의하기   자신이 할 수 있는 능력 이상으로 무리하게 시도하면 척추를 다칠 수 있다.

항중력근 운동
코어 근육(배와 허리)

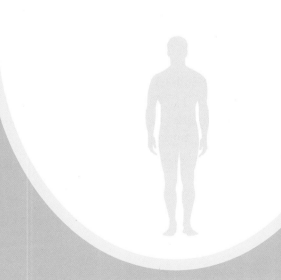

사용 근육
배바깥빗근

운동 효과
몸통 회전

몸통 회전

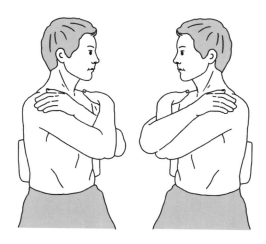

운동방법   몸통은 천천히 아프지 않은 범위까지 회전하고 10초 동안 버틴다.

운동횟수   좌우 회전을 각각 10회 반복하면 1세트다. 하루 2세트 이상 실
         시한다.

주의하기   수술 직후는 되도록 시도하지 않는다. 통증이 일어나지 않는 범
         위에서만 실시한다.

똑바로 서서 뒤돌아보기

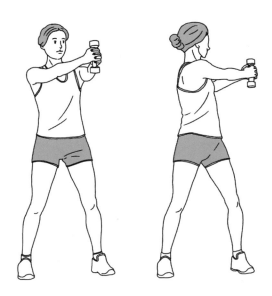

운동방법　똑바로 서서 뒤돌아보기 동작으로 천천히 아프지 않은 범위까지 몸통 회전하고 10초 동안 버틴다.

운동횟수　좌우 회전을 각각 10회 반복하면 1세트다. 하루 2세트 이상 실시한다.

주의하기　통증이 일어나지 않는 범위에서만 실시한다.

윗몸 일으키며 몸통 회전

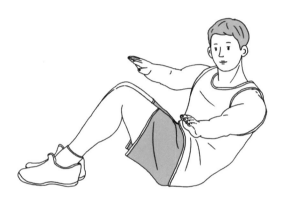

운동방법 윗몸 일으키며 몸통을 회전한다. 자유형으로 수영하기도 추천한다.

운동횟수 좌우 회전을 각각 10회 반복하면 1세트다. 하루 2세트 이상 실시한다.

주의하기 통증이 일어나지 않는 범위에서만 실시한다.

아이언 브룸스틱 트위스트

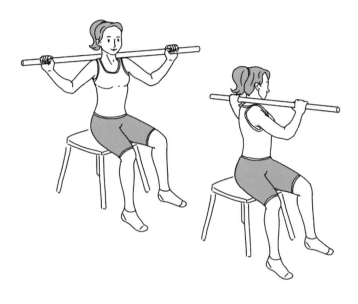

운동방법 아이언 브룸스틱 트위스트 기구를 이용한다.

운동횟수 좌우 회전을 각각 10회씩 반복하면 1세트다. 격일로 진행하며
주 3회 이상 실시한다. 주말은 반드시 휴식한다.

주의하기 본인 능력 이상의 무거운 덤벨이나 철봉을 사용할 때 척추를 다
치게 할 수 있다.

코어 근육(배와 허리)

사용 근육
배곧은근

운동 효과
허리굽힘

머리 살짝 들었다 내리기

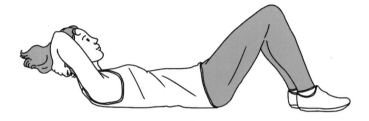

운동방법 윗몸을 일으키며 배에 힘주고 머리는 살짝 들었다 내린다.

운동횟수 10회 반복하면 1세트다. 하루 2세트 이상 실시한다.

주의하기 배 근육이 약한데 무리하게 시도하면 허리 건강에 해롭다.

상체 10도 들기

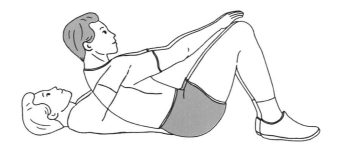

운동방법　윗몸 일으키기를 하며 상체를 10도 정도 든다.

운동횟수　10회 반복하면 1세트다. 하루 2세트 이상 실시한다.

주의하기　자기 능력보다 과하게 시도하거나 몸통을 비트는 동작은 하지 않는다.

상체 45도 들기

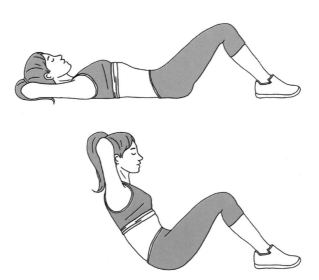

운동방법　윗몸 일으키기를 하며 상체를 45도 정도 든다.

운동횟수　10회 반복하면 1세트다. 하루 2세트 이상 실시한다.

주의하기　자기 능력보다 과하게 시도하거나 몸통을 비트는 동작은 하지 않는다.

행잉 레그 레이즈

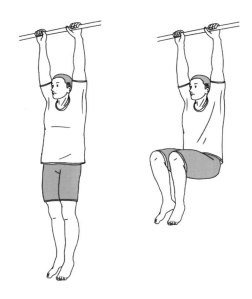

운동방법   행잉 레그 레이즈 기구를 이용한다. 양 무릎을 굽혀 배에 붙인
후 10초 동안 유지한다.

운동횟수   10초 동안 10회씩 반복한다. 격일로 진행하며 주 3회 이상 실시
한다. 주말은 반드시 휴식한다.

주의하기   몸의 반동력을 사용하면 척추 건강에 해롭다.

항중력근 운동
코어 근육(배와 허리)

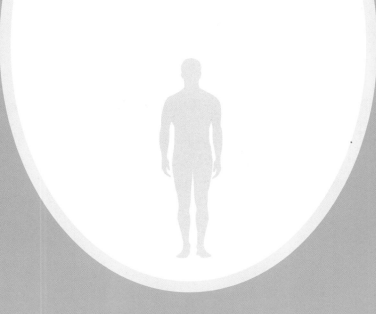

사용 근육
허리네모근

운동 효과
옆구리 굽힘

몸통 옆으로 굽혔다 원위치하기

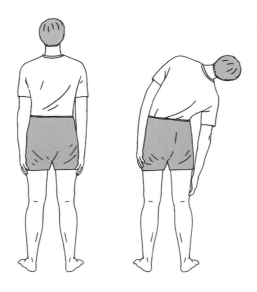

운동방법   바로 서서 손바닥이 바지 재봉선을 따라 천천히 아프지 않은 범위까지 몸통을 옆으로 굽혔다 원래 위치로 돌아온다.

운동횟수   좌우 10회 반복하면 1세트다. 하루 2세트 이상 실시한다.

주의하기   수술 받은 직후라면 시도하지 않는다. 통증이 일어나지 않는 범위까지만 실시한다.

깍지 껴서 몸통 옆으로 굽히기

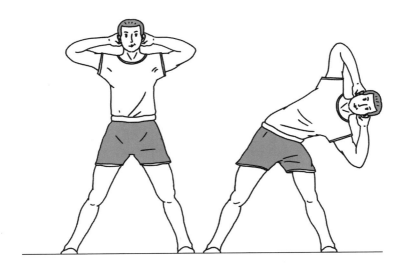

운동방법 바로 서서 양손은 깍지를 껴서 뒤통수에 댄다. 그런 다음 아프지 않은 범위까지 몸통을 옆으로 굽혔다 원래 위치로 돌아온다.

운동횟수 좌우 10회 반복하면 1세트다. 하루 2세트 이상 실시한다.

주의하기 통증이 일어나지 않는 범위까지만 실시한다.

골반워크

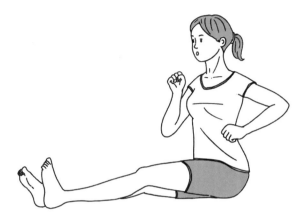

운동방법   좌우 엉덩이로 걷는다.

운동횟수   텔레비전을 시청하면서 틈나는 대로 실시한다.

주의하기   통증이 일어나지 않는 범위까지만 실시한다.

사이드 플랭크

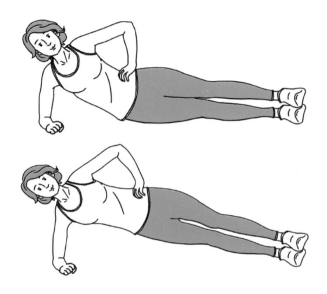

운동방법 옆으로 누워 10초 동안 유지한다.

운동횟수 좌우 10초씩 반복하면 1세트다. 격일로 진행하며 주 3회 이상
실시한다. 주말은 반드시 휴식한다.

주의하기 몸통이 뒤틀리지 않게 주의한다.

항중력근 운동
코어 근육(배와 허리)

사용 근육
엉덩허리근

운동 효과
허리 굽힘
엉덩관절 굽힘

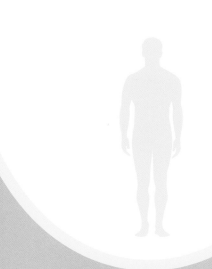

한쪽 다리 굽혔다 펴기

- -

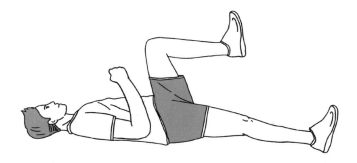

운동방법　바로 누워 한쪽 다리를 굽혔다 폈다 한다.

운동횟수　좌우 10회 반복하면 1세트다. 하루 2세트 이상 실시한다.

주의하기　통증이 일어나지 않는 범위에서만 실시한다.

의자에 앉아 다리 번갈아 내리기

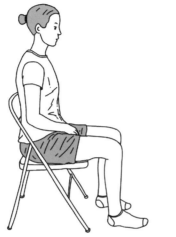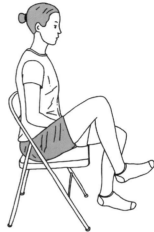

운동방법   의자에 앉아서 스텝을 밟듯이 다리를 번갈아 들었다 내린다.
운동횟수   좌우 10회 반복하면 1세트다. 하루 2세트 이상 실시한다.
주의하기   통증이 일어나지 않는 범위까지만 실시한다.

서서 다리 번갈아 내리기

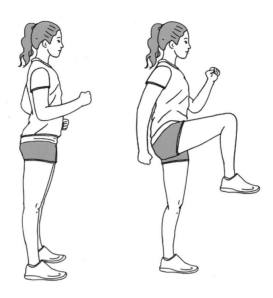

운동방법 똑바로 서서 한쪽 다리를 90도 이상 굽혀서 들어 올렸다 내리
기를 번갈아 한다.

운동횟수 텔레비전을 시청하면서 틈나는 대로 실시한다.

주의하기 배에 살짝 힘을 준 상태로 코어 안정성을 유지하며 실시한다.

머신 레그 레이즈

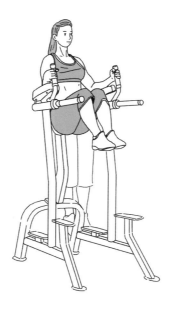

운동방법   머신 레그 레이즈 기구를 이용한다. 양 무릎을 굽혀 배에 붙인 후 10초 동안 유지한다.

운동횟수   10초 동안 10회씩 반복하면 1세트다. 격일로 진행하며 주 3회 이상 실시한다.

주의하기   몸의 반동력을 사용하면 척추 건강에 해롭다.

항중력근 운동
코어 근육(허리)

....

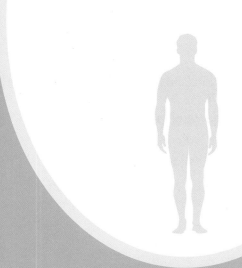

사용 근육
척주세움근

운동 효과
몸통 세움

고양이 자세

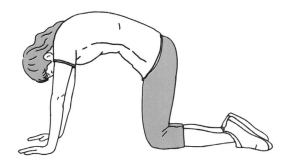

운동방법 물리치료를 받았다면 스트레칭을 위한 고양이 자세를 한 후 10초 동안 유지하고 이완하다.

운동횟수 10초 동안 10회 반복하면 1세트다. 하루 2세트 이상 실시한다.

주의하기 수술 받은 직후에는 시도하지 않고 통증이 일어나지 않는 범위까지만 실시한다.

고양이 소 자세

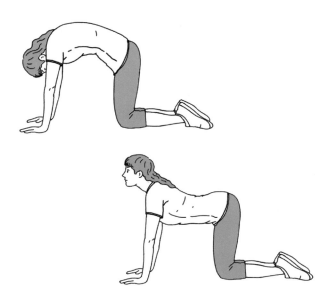

운동방법 고양이 자세와 소 자세를 번갈아 만들어 10초씩 유지하고 이완한다.

운동횟수 10초 동안 10회 반복하면 1세트다. 하루 2세트 이상 실시한다.

주의하기 통증이 일어나지 않는 범위까지만 실시한다.

척주세움근 강화 운동

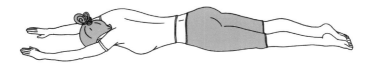

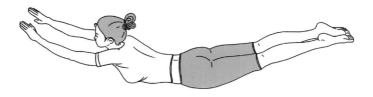

운동방법 자세를 만들어 10초 동안 유지하고 이완한다.

운동횟수 10초 동안 10회 반복하면 1세트다. 하루 2세트 이상 실시한다.

주의하기 통증이 일어나지 않는 범위까지만 실시한다.

백 익스텐션

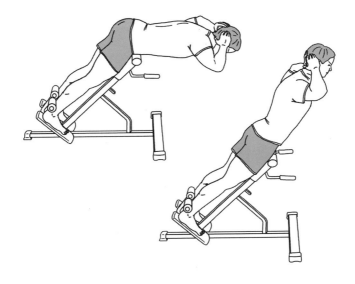

운동방법 백 익스텐션 기구를 이용한다. 허리를 곧게 펴고 10초 동안 유지한다.

운동횟수 10초 동안 유지하며 10회 반복한다. 격일로 진행하며 주 3회 이상 실시하며 주말에는 반드시 휴식한다.

주의하기 몸의 반동력을 사용하면 척추 건강에 해롭다.

항중력근 운동
목 부위
· · · · · · · · · · · · · · · · · ·

사용 근육
목 부위의 척추 근육

운동 효과
머리와 목의 자세 유지

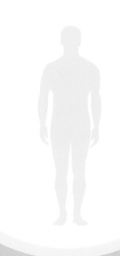

턱 당겨 유지하기

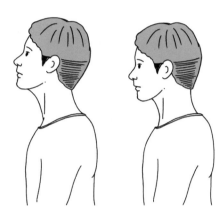

운동방법　턱을 당겨 바른 자세를 취하고 10초 동안 유지한 후 2~3초 동안 휴식한다.

운동횟수　한 번에 10회를 반복한다. 하루 일과 중에 수시로 한다.

주의하기　시선을 전방에 두고 시선의 위치가 흔들리거나 변하지 않도록 실시한다.

머리 밀기

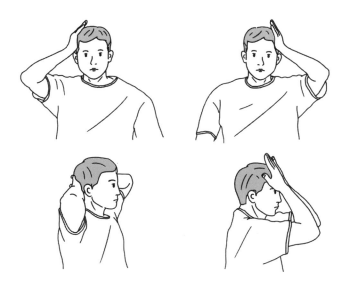

운동방법   등척성 운동으로 턱을 당겨 바른 자세를 취하고 머리의 앞뒤좌우 네 방향에서 손을 마치 벽에 댄 것처럼 머리를 손으로 밀면서 그 상태를 10초 동안 유지한다. 힘을 풀고 2~3초 동안 휴식한다.

운동횟수   앞뒤좌우 10회 반복하면 1세트다. 하루 2세트 이상 실시한다.

주의하기   머리는 전방을 향하고 시선은 중앙에 위치시킨다. 운동할 때 저항을 주는 손 방향으로 머리가 돌아가거나 목이 굽혀지지 않도록 주의한다.

항중력근 운동
― 다리

허벅지와 다리 근육은 엉덩이 근육과 함께 체중 이동 시 중요한 역할을 한다. 점프 동작 시 로켓과 같은 추진력을 만드는 근육이 바로 허벅지와 다리 근력이다. 그리고 걷기와 달리기를 할 때 발생하는 지면반발력을 일차적으로 흡수하는 근육이기 때문에 허벅지와 다리 근육이 튼튼할수록 고급차가 갖춘 고성능의 충격흡수장치Shock absorber와 같은 충격제거 작용으로 척추를 마모없이 오랜 시간 건강하게 유지할 수 있게 해준다.

아울러 다리에서 시작해 발바닥까지 이어지는 다리 근육의 근력은 빨리 걷기나 조깅과 같은 유산소 운동 후 발생할 수 있는 발목과 발의 통증 예방과 척추 건강을 위해서도 매우 중요하다. 우리 몸을 고급차로 업그레이드 시키기 위해 다리 항중력근의 단련 방법을 올바르게 실천해야 하겠다.

항중력근 운동
허벅지와 다리

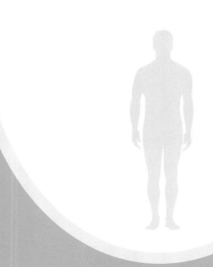

사용 근육
넙다리네갈래근

운동 효과
무릎펴기

다리 곧게 펴기

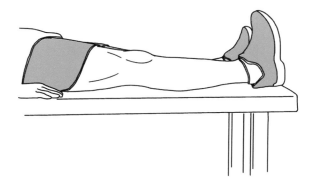

운동방법 다리를 곧게 펴고 무릎 아래 수건을 누르며 힘을 준다.

운동횟수 10회 반복하면 1세트다. 하루 2세트 이상 실시한다.

주의하기 무리하게 힘을 줄 경우 쥐(근 경련)가 일어날 수 있으므로 실제 힘의 80~90% 정도만 주어 실시한다.

의자에 앉아 다리 곧게 펴기

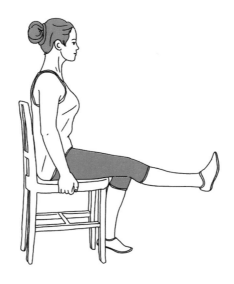

운동방법 의자에 앉아 한쪽 다리를 곧게 펴고 힘을 준다.

운동횟수 좌우 10회 반복하면 1세트다. 하루 2세트 이상 실시한다.

주의하기 무리하게 힘을 줄 경우 쥐(근 경련)가 일어날 수 있으므로 실제 힘의 80~90% 정도만 주어 실시한다.

세라밴드로 묶고 다리 곧게 펴기

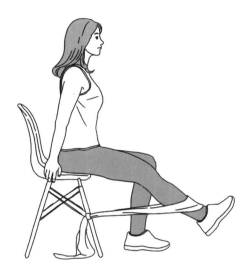

운동방법 의자나 소파에 앉아 발목에 세라밴드를 묶고 다리를 곧게 펴고 힘을 준다.

운동횟수 좌우 10회 반복하면 1세트다. 하루 2세트 이상 실시한다.

주의하기 자신의 능력에 맞춰 세라밴드의 세기를 결정한다. 스쿼트와 런지도 함께 하면 좋다.

레그 익스텐션

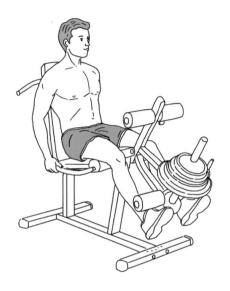

운동방법 레그 익스텐션 기구를 이용하여 다리를 곧게 펴고 힘을 준다.

운동횟수 10회 반복하면 1세트다. 격일로 진행하고 주 3회 이상 실시한다. 주말에는 반드시 휴식한다.

주의하기 능력 이상의 무리한 무게를 사용하면 근육 파열이 발생할 수 있다.

항중력근 운동
허벅지와 다리

사용 근육
장단지근
가자미근
장단지빗근

운동 효과
발바닥 굽힘

발바닥 굽히기

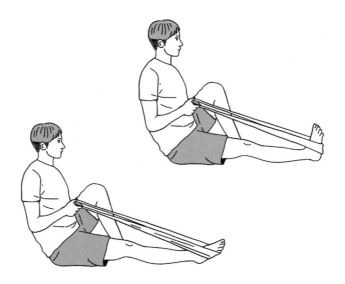

운동방법 세라밴드를 양손으로 잡고 밴드 중간에 발바닥을 댄 다음 발끝을 바깥으로 밀었다 몸쪽으로 당겼다를 반복한다.

운동횟수 좌우 10회 반복하면 1세트다. 하루 2세트 이상 실시한다.

주의하기 자신의 능력에 맞춰 세라밴드의 저항 강도를 결정한다.

의자를 이용한 바닥 밀기

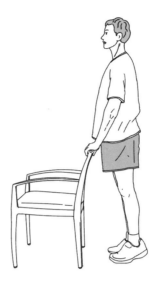

운동방법   의자에 앉아 발바닥 앞쪽으로 바닥을 밀거나 일어서서 벽이나
의자 등받이를 잡고 발뒤꿈치를 든다.

운동횟수   10회 반복하면 1세트다. 하루 2세트 이상 실시한다.

주의하기   넘어지지 않도록 주의한다.

서서 발뒤꿈치 들기

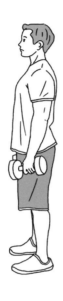 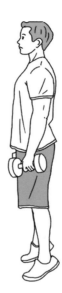

운동방법   아령이나 덤벨을 들고 일어선 자세에서 발뒤꿈치를 든다.

운동횟수   10회 반복하면 1세트다. 하루 2세트 이상 실시한다.

주의하기   자신의 능력에 맞춰 아령이나 덤벨의 무게를 결정한다.

스탠딩 카프 레이즈

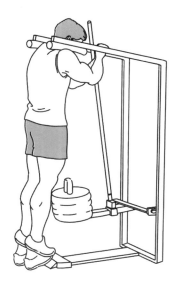

운동방법   스탠딩 카프 레이즈 기구를 이용한다.

운동횟수   10회 반복하면 1세트다. 격일로 진행하며 주 3회 이상 실시한다.

주의하기   능력 이상의 무리한 무게를 사용할 때 근육 파열이 발생할 수
있다.

사례별 항중력근 운동 처방

운동을 하라는 말을 들어도 실제 어느 운동을 해야 하는지는 모르겠다는 사람들이 많다. 실제 진료를 할 때도 주로 받는 질문이 어떤 운동을 해야 하는지에 대한 내용이다. 다음은 진료 결과에 따라 다르게 처방한 사례들을 소개하고자 한다.

갑자기 허리가 아프고
다리가 당긴다고 호소하는
20~30대 남자

평소 축구와 운동을 좋아하는 32세 남자가 회사에
서 이틀 야근한 후 허리가 아프고 다리가 당겨서 병원
에서 MRI 촬영을 한 결과 허리 디스크가 파열되었다는
진단을 받았다.

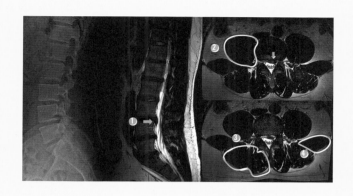

　엑스레이에서 각 요추가 가지런하고, MRI의 ❶과 같이 제
3~4번의 요추 간에 디스크가 작은 조각으로 파열되어 뒤로 나
온 것(추간판)을 보여준다. 그림에서 ❷로 표시된 엉덩허리근(장
요근), ❸으로 표시된 척주세움근, ❹로 표시된 배바깥빗근 등은
근육 상태가 좋고 크기가 큰 것을 보여준다.

　이렇게 척추 주위 근육의 상태가 좋은 사람이 허리가 아프
거나 다리가 당기는 것은 디스크 문제이므로 운동보다는 디스
크에 압력이 덜 가는 자세를 하거나 휴식이 중요하다.

　이런 사람이 근육 강화를 한다고 윗몸 일으키기를 하면 디
스크에 무리를 주어서 통증이 더 심해진다.

따라서 이런 사람은 2~3일 정도 충분히 쉬어 주고, 운동도 디스크에 전혀 무리가 가지 않고 척추의 관절을 풀어주는 코어 근육 1~2단계를 진행한 후 호전이 있으면 엉덩이 근육 1~2단계 등척성 운동 위주로 시행한다. 3~6개월 후 통증이 없는 시기가 되면 엉덩이와 코어 근육 3~4 단계를 시행하는 것을 권장한다.

운동을 하는 동안 무리한 힘을 주기 위해 발생하는 보상 동작(자세의 뒤틀림, 허리만곡의 증가, 반동력 사용 등)이 생기지 않도록 주의하며 추가적 손상과 통증이 발생하지 않도록 한다.

바로 누워 무릎 세우기

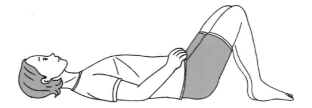

운동방법   바로 누워 무릎을 세우고 휴식한다.

조개껍데기 운동

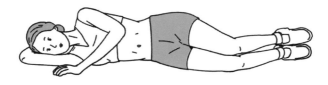

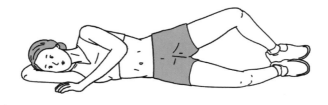

운동방법　등척성 운동으로 옆으로 누워 다리를 벌려 10초 동안 유지한다.

운동횟수　양쪽 다리를 각각 10회씩 반복하면 1세트다. 하루 2세트 이상
　　　　　실시한다.

주의하기　몸통이 뒤틀리지 않게 주의한다.

바로 누워 허리로 바닥 밀기

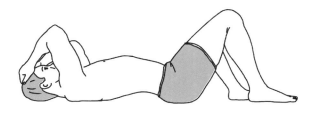

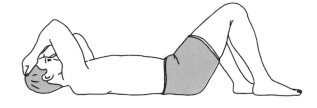

운동방법   바로 누워 허리로 바닥을 밀어낸다. 이때 10초 동안 유지한다.

운동횟수   10초 동안 10회 반복하면 1세트다. 하루 2세트 이상 실시한다.

주의하기   호흡을 참지 말고 허리로 바닥을 밀어내는 동안 숨을 내쉬면서
실시한다.

스쿼트

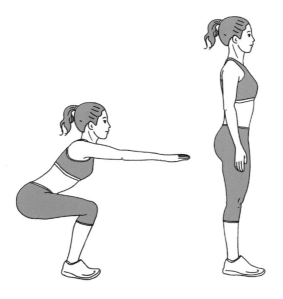

운동방법 허벅지와 무릎이 수평이 될 때까지 앉았다가 일어선다.

운동횟수 10회 반복하면 1세트다. 하루 2세트 이상 실시한다.

주의하기 넘어지지 않게 균형을 유지한다.

한쪽 팔과 다리 들고 균형 잡기

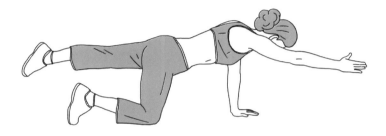

운동방법　네발자세를 한 후 배에 힘을 준다. 그런 다음 한쪽 팔이나 다리를 들고 10초 동안 유지했다가 내린다.

운동횟수　양쪽 팔과 다리를 각각 10회 반복하면 1세트다. 하루 2세트 이상 실시한다.

주의하기　호흡을 참지 말고 척추가 휘어지지 않게 천천히 실시한다.

헬스장에서 항중력근 강화 운동을 하면 다리가 더 당기고 아픈 40대 여자

40대의 여자 환자로 제 4~5번에 허리 디스크가 있어 근육을 강화하기 위하여 헬스장에 등록하여 허리에 좋다는 데드리프트를 하였다. 그러나 운동을 하면 허리가 더 아프고 오른쪽 엉치와 다리가 더 당기고 아팠다.

스쿼트 및 데드리프트가 엉덩이 근육과 코어 근육을 강화하여 주는 아주 좋은 운동이지만 동시에 허리의 디스크에 압력을 주기 때문에 운동하는 강도를 최대 5배까지 증가시켜서 허리 디스크를 더 튀어나오게 하여서 디스크를 악화시킨다.

따라서 허리 디스크가 있는 사람은 앞에서 설명한 등척성 운동(안 움직이고 힘을 주는 운동)을 먼저 하여 근육을 어느 정도 강화한 후 스쿼트 운동을 맨 마지막으로 하는 것이 좋다.

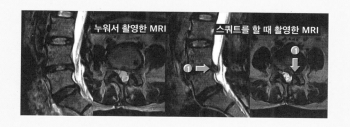

이 환자가 스쿼트 자세로 촬영한 허리 MRI를 보면 ❶과 같이 스쿼트 동작을 할 때 디스크가 심하게 튀어 나오는 것을 볼 수 있다.

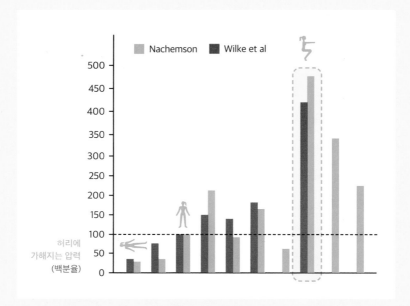

누운 자세보다 스쿼트와 비슷한 자세에서 허리 디스크에 가해지는 압력이 거의 5배가
증가하였다.

　　실제 연구에 의하면 스쿼트와 비슷한 자세에서 허리 디스크
에 가해지는 압력이 누운 자세보다 거의 5배나 증가한 것을 볼
수 있다.

　　그래서 디스크와 근육이 약한 사람이 허리에 압력이 강한
스쿼트를 먼저 하면 디스크와 허리 통증이 악화된다. 그래서 다
음과 같은 등척성 운동을 하는 것이 필요하다.

발뒤꿈치로 바닥 누르기

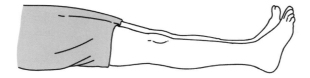

운동방법 등척성 운동으로 바로 누워서 발뒤꿈치로 바닥을 10초 동안 누른다.

운동횟수 10초 동안 10회 반복하면 1세트다. 하루 2세트 이상 실시한다.

주의하기 몸통이 뒤틀리지 않게 주의한다.

엉덩이 들기

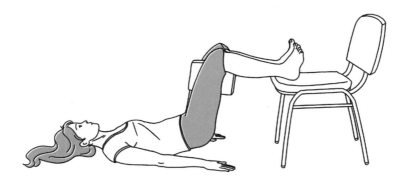

운동방법　등척성 운동으로 바로 누워서 무릎을 구부린 후 엉덩이를 살짝
　　　　　들고 10초 동안 유지한다.

운동횟수　10초 동안 10회 반복하면 1세트다. 하루 2세트 이상 실시한다.

주의하기　허리만곡의 전만 곡선이 심하게 일어나지 않도록 주의한다.

다리 들고 유지하기

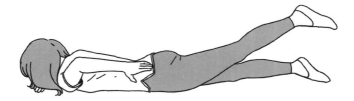

운동방법 엎드려서 무릎을 곧게 편 상태로 다리를 1cm 정도 들고 10초 동안 유지한다.

운동횟수 양쪽 다리를 각각 10회 반복하면 1세트다. 하루 2세트 이상 실시한다.

주의하기 허리만곡의 전만 곡선이 심하게 일어나지 않도록 주의한다.

한쪽 다리와 엉덩이 들기

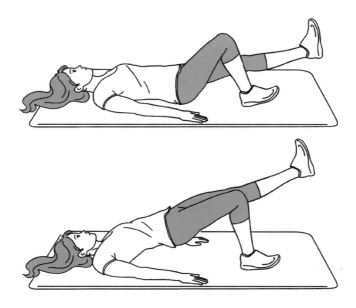

운동방법　바로 누워서 한쪽 다리와 엉덩이를 들고 10초 동안 유지한다.

운동횟수　양쪽 다리를 각각 10회 반복하면 1세트다. 하루 2세트 이상 실시한다.

주의하기　허리만곡의 전만 곡선이 심하게 일어나지 않도록 주의한다.

사무실에서
늘 목이 뻐근하고 뒷목이 아픈
30~50대 직장인

현대인들은 스마트폰이나 컴퓨터와 같이 산다. 그
래서 거북목과 비슷한 자세를 흔히 하게 되는데 이 자
세는 목 디스크에 매우 많은 부담을 주게 되어 목 뒤,
어깨, 등이 뻐근하고 아파서 고생을 하게 된다.

일부에서는 거북목 증후군이라고 하나 이는 실제 잘못된 명칭이다. 증후군이라고 하는 것은 원래 질병에 붙이는 이름인데 이는 질병은 아니고 잘못된 자세이기 때문에 '거북목 자세'라고 하는 것이 올바른 명칭이다.

사람의 머리 무게는 5~6kg이다. 5kg 무게의 덤벨을 들어보면 목에 위치한 머리 무게가 얼마나 무거운지 느낄 수 있다. 목의 사방에 붙어있는 근육이 약해질 경우 목 척추뼈의 디스크는 압박력이 생겨 퇴행성 변화가 일어나고 목 척수 신경을 괴롭힌다. 그 괴로움이 뒷목과 어깨, 심하면 팔과 손끝이 저리고 아프게 느끼는 목 디스크 증상으로 표현되는 것이다.

목의 척추뼈 만곡이 변화되는 일자목이나 거북목 같은 자세 질환이 최근 증가하고 있다. 그 이유는 컴퓨터 단말기를 이용한 사무와 스마트폰의 사용 시간이 늘어났기 때문이다. 과거 컴퓨터를 사용하지 않았던 1970~80년대 초에는 사무직 근로자의 경우 허리 디스크가 목 디스크에 비해 더 크게 발생하였다.

이후 컴퓨터 보급이 가속화된 1990년대를 진입하면서 목 디스크의 발생이 증가하여 현재는 허리 디스크와 목 디스크 발

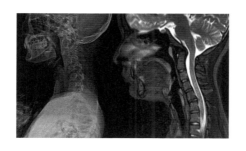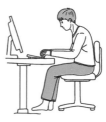

병률이 거의 비슷하다. 한 방향으로 같은 지점을 장시간 모니터 링 하는 것이 목 건강을 가장 위협하는 요인이다.

일단 목에 통증이 있는 경우는 목 디스크나 목 척추 주변 조 직의 염증을 의심해야 한다. 앉아 있는 자세에서 자기 손으로 머리 정수리를 누를 때 어깨나 팔의 저린 증상이나 통증이 증가 하면 디스크로 의심할 수 있다.

바른 자세와 목 척추 주변의 근육 단련이 필요하다. 목의 항 중력근 단련 방법을 익혀두고 꾸준하게 운동하는 습관이 목 건 강을 위해 중요하다.

잘못된 자세이므로 가장 중요한 것은 이 자세를 피하는 것

이고, 그 다음은 사무실이나 스마트폰 사용 중간 중간 다음과
같은 목 운동을 하여 뒷목 통증, 어깨 통증을 방지하는 것이다.

턱 당겨 유지하기

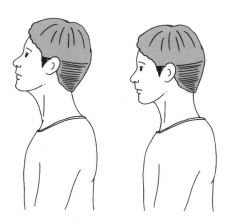

운동방법 턱을 당겨 바른 자세를 취하고 10초 동안 유지한 후 2~3초 동안 휴식한다.

운동횟수 한 번에 10회를 반복한다. 하루 일과 중에 수시로 한다.

주의하기 시선을 전방에 두고 시선의 위치가 흔들리거나 변하지 않도록 주의한다.

머리 밀기

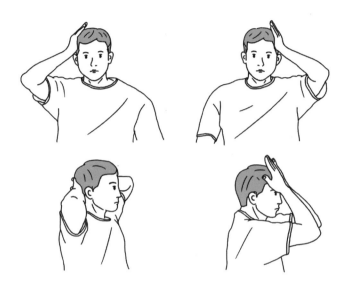

운동방법 등척성 운동으로 턱을 당겨 바른 자세를 취하고 머리의 앞뒤좌우 네 방향에서 손을 마치 벽에 댄 것처럼 머리를 손으로 밀면서 그 상태를 10초 동안 유지한다. 힘을 풀고 2~3초 동안 휴식한다.

운동횟수 앞뒤좌우 10회 반복하면 1세트다. 하루 2세트 이상 실시한다.

주의하기 머리는 전방을 향하고 시선은 중앙에 위치시킨다. 운동할 때 저항을 주는 손 방향으로 머리가 돌아가거나 목이 굽혀지지 않도록 주의한다.

목 C 커브 만들고 목 앞의 근육 스트레칭

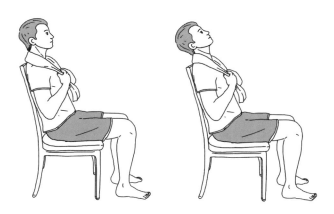

운동방법 수건을 양손으로 잡아 목에 걸고 앞으로 살짝 당겨주면서 머리는 뒤로 젖혀 하늘을 보려고 노력한다. 자세를 취한 후 10초 동안 유지한 후 2~3초 동안 휴식한다.

운동횟수 10회씩 반복하면 1세트다. 하루 일과 중에 수시로 한다.

주의하기 숨을 들이마신 후 내쉬면서 목을 뒤로 젖혀 스트레칭 힌다.

평소 허리나 엉치가 아프지만 병원에 가면 심하지 않다고 약만 주고 운동하라는 이야기를 들은 40~50대 여자

40대 후반의 주부가 집안일을 조금만 하거나 장을 보고 나면 허리가 아파서 주로 눕고 싶어 한다. 비슷한 연배의 직장인은 퇴근 후에 돌아오면 허리와 엉치가 아파서 잠을 못 이룬다고 한다.

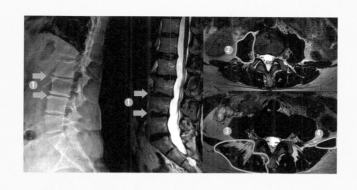

　각 요추가 ❶과 같이 뿔이 난 것 같은 퇴행성 변화가 심하고, 촬영한 MRI에서 ❶과 같이 제 2~3, 3~4, 4~5번 요추 간에 디스크가 작은 조각으로 파열되어 뒤로 나온 것(추간판)의 간격이 좁아진다.

　척추 뼈에 퇴행성 변화는 심하지만 신경은 눌리지 않고 그림에서 표시된 ❷의 엉덩허리근은 상당히 작아졌다. ❸의 표시된 척주세움근은 흰색(지방)으로 근육이 약화되었고, ❹의 표시된 배 근육 등도 매우 작은 것을 보여준다. 이는 척추 주위의 코어 근육이 매우 약화되었고 이 결과 요추 디스크도 상당한 퇴행성 변화가 왔음을 보여 준다.

　이러한 사람은 근육 강화가 매우 중요하며 아파서 쉬는 것을 반복하면 근육이 더 약화되는 악순환이 반복된다. 이를 해결

하는 것은 근육을 강화하는 것이다. 이는 많은 시간이 소요되고
많은 노력이 필요하다.

옆으로 누워 한쪽 다리 1cm 들기

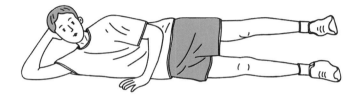

운동방법 등척성 운동으로 옆으로 누워 한쪽 다리를 1cm 정도 들고 10초 동안 유지한다. 허리가 심하게 아플 때 실시한다.

운동횟수 양쪽 다리를 각각 10회 반복하면 1세트다. 하루 2세트 이상 실시한다.

주의하기 몸통이 뒤틀리지 않게 주의한다.

평지에서 한 발로 서기

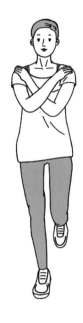

운동방법 땅 디딘 다리의 중간볼기근 등척성 운동으로 평지에서 한 발로 서서 30초 동안 버틴다.

운동횟수 양쪽 다리를 각각 10회 반복하면 1세트다. 하루 2세트 이상 실시한다.

주의하기 넘어지지 않게 균형을 유지한다.

척주세움근 강화 운동

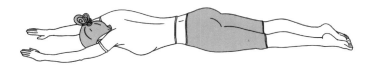

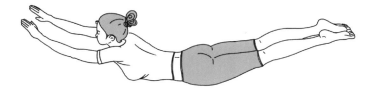

운동방법 자세를 만들어 10초 동안 유지하고 이완한다.

운동횟수 10초 동안 10회 반복하면 1세트다. 하루 2세트 이상 실시한다.

주의하기 통증이 일어나지 않는 범위까지만 실시한다.

한 발로 서기

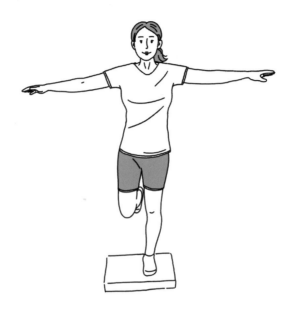

운동방법 불안정 면을 이용한 저항 운동으로 방석이나 쿠션 위에서 한 발
로 선다.

운동횟수 양쪽 다리를 각각 10회 반복하면 1세트다. 하루 2세트 이상 실
시한다.

주의하기 넘어지지 않게 균형을 유지한다.

엉치와 다리가 아프고
저려서 걸을 수 없는
60~70대 여자

65세의 환자로 일어서 걸으면 엉치와 다리가 당기고 아프다고 호소하였다. 그나마 허리를 숙이면 조금 더 걸을 수 있다. 다른 사람들은 허리 숙이는 자세가 안 좋아서 허리를 펴고 걸으라고 하지만 허리를 펴면 다리가 더 당겨져서 걸을 수가 없다.

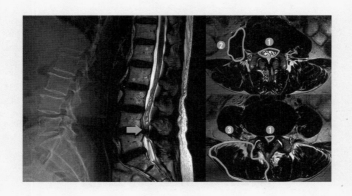

　❶과 같이 척추관이 매우 좁아져 있는 소위 척추관 협착증이다. ❷의 허리엉덩근과 ❸의 척주세움근은 나이에 비하면 비교적 양호하다.

　신경이 지나가는 척추관은 허리를 숙이면 일시적으로 넓어지므로 아프면 쪼그리고 앉거나 쉬게 된다. 반면에 허리를 펴면 척추관이 좁아지므로 펴지 않으려는 방어 작용이 생긴다.

　이는 신경 길이가 좁아서 발생한 통증이므로 척추 질환 중 유일하게 운동이 도움 되지 않는다. 신경 압박에 의한 통증은 휴식, 약, 주사 또는 수술이 치료법이다.

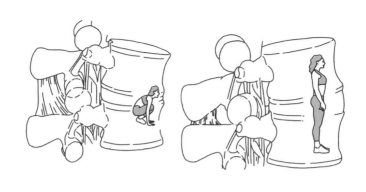

신경이 지나가는 척추관은 쪼그리고 앉거나 쉬면 척추관은 일시적으로 넓어지고 허리를 펴면 척추관이 좁아진다.

　　이러한 협착증에서 운동은 휴식, 약, 주사 또는 수술로 협착증 치료를 한 후 보행을 돕고 재발을 방지하기 위하여 엉덩이 근육 강화 1~2단계를 3개월 이상 꾸준히 한다. 이어 코어 근육도 1~2단계 운동 이후 증상이 호전되면 엉덩이 근육의 강화인 3~4단계를 하고 특별한 경우가 아니면 4단계는 몸이 완전히 회복된 다음에 시행하는 것이 필요하다.

바로 누워 허리로 바닥 밀기

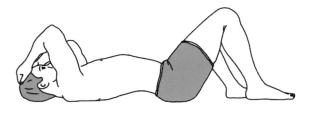

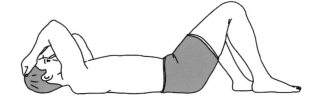

운동방법　바로 누워 허리로 바닥을 밀어낸다. 이때 10초 동안 유지한다.

운동횟수　10초 동안 10회 반복하면 1세트다. 하루 2세트 이상 실시한다.

주의하기　호흡을 참지 말고 허리로 바닥을 밀어내는 동안 숨을 내쉬면서
　　　　　실시한다.

윌리엄 운동

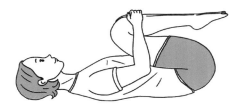

운동방법　　양 무릎을 가슴에 대고 10초 동안 유지한다.

운동횟수　　10초 동안 10회 반복하면 1세트다. 하루 2세트 이상 실시한다.

주의하기　　호흡을 참지 말고 허리로 바닥을 미는 동안 숨을 내쉬면서 실시
　　　　　　한다.

발뒤꿈치로 바닥 누르기

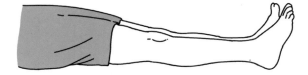

운동방법 등척성 운동으로 바로 누워서 발뒤꿈치로 바닥을 10초 동안 누른다.

운동횟수 10초 동안 10회 반복하면 1세트다. 하루 2세트 이상 실시한다.

주의하기 몸통이 뒤틀리지 않게 주의한다.

벽 스쿼트

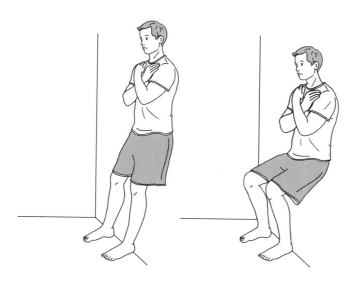

운동방법　벽에 등을 붙이고 기대어 서서 스쿼트를 한다.

운동횟수　20회 반복하면 1세트다. 하루 2세트 이상 실시한다.

주의하기　벽이 거친 콘크리트 면에서 운동하면 옷이 상할 수 있으므로 주의한다.

엉덩근, 허리폄근 스트레칭

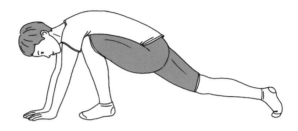

운동방법 양손은 어깨 아래의 바닥을 짚고 한쪽 다리는 펴고 반대쪽 다리는 접는다.

운동횟수 양쪽 다리를 각각 10회씩 반복하면 1세트다. 하루 2세트 이상 실시한다.

주의하기 아프지 않은 범위에서만 시도하고 숨을 내쉬면서 실시한다.

허리, 엉덩이, 다리 스트레칭

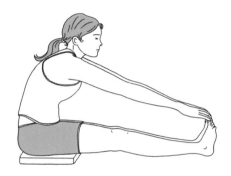

운동방법 양발을 앞으로 뻗고 양손으로 발끝을 잡은 후 천천히 숙여 몸을 늘려준다.

운동횟수 10초 동안 10회 반복하면 1세트다. 하루 2세트 이상 실시한다.

주의하기 아프지 않은 범위에서만 시도하고 숨을 내쉬면서 실시한다.

스쿼트

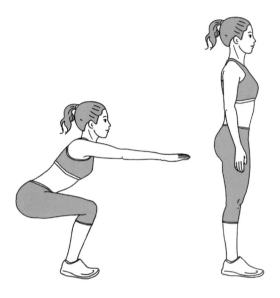

운동방법   허벅지와 무릎이 수평이 될 때까지 앉았다가 일어선다.

운동횟수   10회 반복하면 1세트다. 하루 2세트 이상 실시한다.

주의하기   넘어지지 않게 균형을 유지한다.

런지

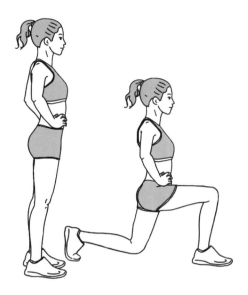

운동방법 골반 너비로 다리를 벌리고 서서 한쪽 발을 앞으로 내밀고 무릎이 90도가 될 때까지 굽힌다. 이때 다른 쪽의 발뒤꿈치는 세우고 무릎은 바닥에 닿는 느낌으로 내린다.

운동횟수 양쪽 다리를 각각 10회 반복하면 1세트다. 하루 2세트 이상 실시한다.

주의하기 넘어지지 않게 균형을 유지한다.

허리가 앞으로
굽어 걷기가 힘든
70~80대

어르신 중 상당수가 몸이 앞으로 굽어 서 있을 수가 없어서 MRI 촬영을 하면, 디스크나 협착증 등의 증상은 보이지 않는다. 그래서 병원에서 '운동하세요'라는 말만 들어 실망하는 경우가 많다.

몸이 앞으로 굽어 서 있을 수가 없는 사람을 3분 동안 서서 엑스레이를 촬영하면 몸이 심하게 앞으로 굽지만, 누워서 촬영하면 정상적인 척추 모양을 보인다.

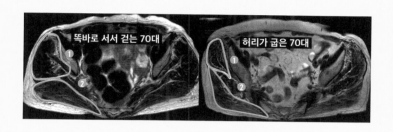

❶과 ❷는 엉덩이 근육이며, 허리가 굽는 사람들은 특히 ❶의 중간 엉덩이 근육이 거의 없어진 것을 알 수 있다. 실제로 허리가 굽어 못 걷는 원인의 대부분은 몸의 주춧돌 역할을 하는 엉덩이 근육이 없어서다.

따라서 허리를 펴기 위해서는 엉덩이 근육 강화 운동이 최선의 치료다. 특히 이 시기에는 고령으로 골다공증 및 근육 감소증도 있어 등척성 운동 위주로 움직임을 최소화 하면서 근력 강화를 위주로 하는 운동을 한다. 이런 엉덩이 근육 강화 운동이 효과가 있으면 다음 단계로 넘어 가는 것이 좋다.

실제 근육량을 늘리는 것이 중요하지만, 이는 바로 효과가 나지 않으므로 꾸준히 시행하여야 한다.

제 1, 2단계가 상당히 지루하나 적어도 6개월 이상 지속하여 엉덩이에 힘을 주면 단단하게 만져지는 정도까지는 해야 한다. 이 상태가 이루어지면 그 다음에 양손에 가벼운 아령을 쥐고 하는 런지 운동을 할 수 있다.

엉덩이 근육의 핵심이라고 할 수 있는 중간 엉덩근에 가장 직접적인 운동은 레그 프레스다. 하지만 레그 프레스를 할 때 처음부터 무게를 올리거나 각도를 높이면 오히려 허리 통증이 발생할 수 있다. 처음에는 각도는 평행으로, 무게는 10kg 이하로 약하게 시작하고 결과에 따라서 자기 몸무게의 절반까지도 늘릴 수 있다.

엉덩이 들기

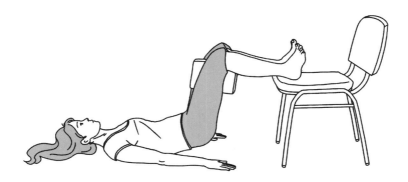

운동방법 등척성 운동으로 바로 누워서 무릎을 구부린 후 엉덩이를 살짝 들고 10초 동안 유지한다.

운동횟수 10초 동안 10회 반복하면 1세트다. 하루 2세트 이상 실시한다.

주의하기 허리만곡의 전만 곡선이 심하게 일어나지 않도록 주의한다.

다리 들고 유지하기

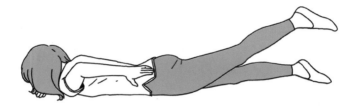

운동방법   엎드려서 무릎을 곧게 편 상태로 다리를 1cm 정도 들고 10초 동안 유지한다.

운동횟수   양쪽 다리를 각각 10회 반복하면 1세트다. 하루 2세트 이상 실시한다.

주의하기   허리만곡의 전만 곡선이 심하게 일어나지 않도록 주의한다.

아령 들고 런지

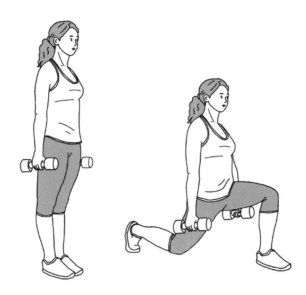

운동방법　양손에 아령을 쥐고 런지를 한다.

운동횟수　양쪽 다리를 각각 10회 반복하면 1세트다. 하루 2세트 이상 실
　　　　　시한다.

주의하기　넘어지지 않게 균형을 유지한다.

레그 프레스

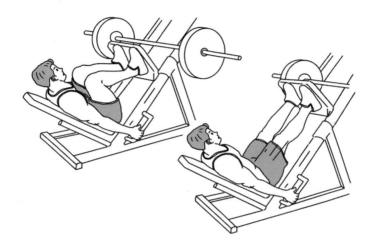

운동방법   레그 프레스 기구를 이용한다.

운동횟수   10회 반복하면 1세트다. 격일로 진행하며 주 3회 이상 실시한
다. 주말은 반드시 휴식한다.

주의하기   능력 이상의 무리한 무게는 들지 않는다.

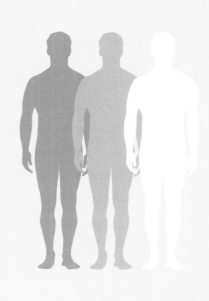

100세까지

바르게 서고 싶다면

항중력근을

키워라

펴낸날   초판 1쇄 2020년 8월 27일
　　　　 2쇄 2021년 6월 7일

지은이   김학선·김기송

펴낸이   강진수
편　집   김은숙, 김도연
디자인   임수현

인　쇄   (주)사피엔스컬쳐

펴낸곳   (주)북스고 | 출판등록   제2017-000136호 2017년 11월 23일
주　소   서울시 중구 서소문로 116 유원빌딩 1511호
전　화   (02) 6403-0042 | 팩　스   (02) 6499-1053

ISBN   979-11-89612-76-4   13510

이 도서의 국립중앙도서관 출판예정도서목록(CIP)은 서지정보유통지원시스템 홈페이지(http://seoji.nl.go.kr)와
국가자료종합목록시스템(http://kolis-net.nl.go.kr)에서 이용하실 수 있습니다. (CIP제어번호 : CIP2020035042)

책 출간을 원하시는 분은 이메일 booksgo@naver.com로 간단한 개요와 취지, 연락처 등을 보내주세요.
Booksgo는 건강하고 행복한 삶을 위한 가치 있는 콘텐츠를 만듭니다.